플로차트

만성 신장병 한약

FlowChart

플로차트

만성 신장병 한약

니미 마사노리, 와다 켄타로 지음
권승원 옮김

Flow Chart for Prescription of Kampo Medicine for Chronic Kidney Disease and Dialysis

Masanori Niimi, MD, DPhil, FACS,
Kentaro Wada, MD, PhD

Translated by Seungwon Kwon,
MD(DKM; Doctor of Korean Medicine), PhD

청홍

추천의 글

플로차트 한약 시리즈에 새로운 전문가의 임상 지혜가 더해졌습니다. 최신 서양의학적 치료를 시행하더라도, 병태가 복잡하여 대응이 쉽지 않은 신장질환 환자에서 한방약을 병용하여 의미 있는 치료 효과를 거두는 사례가 있습니다. 환자가 고통을 호소하는 증상 완화에 한방약이 중요한 역할을 하는 것입니다.

이 책의 저자인 와다 켄타로 선생은 신장질환 전문의이자 한방약 전문가입니다. 표준 서양의학 치료를 기반으로 하되, 그것만으로는 해결하기 어려운 환자의 불편한 증상에 한방약을 적절히 처방하여 만족도가 높은 진료를 실천하고 있습니다.

본 시리즈는 각 분야 전문의가 실제 진료에서 효과를 실감한 한방약을 플로차트 형식으로 제시하므로, 이를 활용하면 전문의가 자신의 진료에 즉시 도입할 수 있습니다.

와다 선생의 설명에 따르면, 신장질환 환자 진료에서 칼륨이나 감초가 임상적으로 문제될 가능성은 적어 비교적 안전하게 처방할 수 있다고 합니다. 또한 신장질환 환자를 '노쇠' 상태를 포함한 전신적 관점에서 포괄적으로 다루는 방법을 알기 쉽게 정리해 주셨습니다. 그러니 아직 신장질환 환자에게 한방약을 처방해 본 적 없는 전문의라면, 꼭 이 플로차트를 통해 한 번쯤 한방약을 활용한 치료를 시작해 보시기를 권합니다.

일본동양의학회 전 회장, 명예회원

마츠다 구니오

시작하며

제 도전의 바통이 이어지게 되어 감개무량합니다.

저는 지금까지 "Zero to One", 즉 제로에서 무언가를 창조하는 도전에 매진해 왔습니다. 아무도 시도하지 않았던 영역을 개척하는 도전이 제 삶의 궤적을 이루어 왔습니다. 외과의로서 사회생활을 시작한 후, 옥스포드에서 면역학이라는 학문을 더할 수 있었고, 이후 대학에서는 이식면역학 교실을 창설하였습니다. 일본에서 세컨드 오피니언 제도를 보험진료로 정착시키기 위해 계몽과 보급에 힘썼으며, 정맥외과에 대한 사회적 관심이 미미하던 시절에는 대학병원에서 정맥외과 진료를 적극적으로 시행했습니다. 그리고 수많은 세컨드 오피니언 경험을 통해, 서양의학의 한계를 보완하기 위해 보험 적용이 가능한 한방 엑스제제를 서양의가 활용하는 모던 캄포(Modern Kampo)라는 개념을 구상하게 되었습니다. 모던 캄포는 과거의 전통적인 방식의 한방 공부와 경험이 풍부한 스승을 모시고 한방이론을 철저히 공부한 뒤, 한방진료를 시도하며, 탕전약 위주의 진료를 시행하는 것을 부정하지는 않습니다. 다만, 이런 공부방법은 서양의학 전문가가 보완의료로써 한방을 활용하기에는 너무 높은 진입 장벽이 된다는 점이 문제였습니다. 이에 저는 한방이론 숙달을 필수로 두지 않고, 힘들어하는 환자에게 우선 한방 엑스제제를 처방해보는 접근법을 제안했습니다. 이 전략이 무사히 이어질 수 있었던 것은 제 스승이신 마츠다 구니오 선생님의 조언과 지지의 덕이 컸습니다. 마츠다 구니오 선생님은 '다양한 한방이 존재하는 것이 바람직하다'라고 항상 말씀하셨습니다. 서양의학적 치료를 먼저 시도해보고, 그래도 해결되지 않으면 모던 캄포를 적용하며, 여전히 호전이 없을 경우에는 전통 한방 수련을 거친 의사에게 치료를 넘기면 된다는 생각입니다.

최근에는 한방 전문가들도 원격진료를 시행하는 시대가 되었습니다. 완벽한 한방진료가 어려운 환경에서도, 모던 캄포의 관점으로 진료를 할 수밖에 없는 시대가 도래한 것입니다. 저의 Zero to One의 도전은 이제 한 단계 마무리되었다고 생각합니다. 그동안 저는 모던 캄포를 다룬 서적을 다수 발간해 냈으며, 고통받는 중인 환자들이 조금이라도 편해지는 것을 목표로 모던 캄포를 열심히 보급해 왔는데, 그것도 어느 정도 해낸 것 같습니다. 또한 Zero to One의 바통을 여러 선생님들에게 이어가고 있습니다. 이 책의 저자인 와다 켄타로 선생님 역시 그 바통을 이어받은 분 중 한 분입니다. 신장 전문의로서 모던 캄포의 관점에서 임상 현장에 즉시 적용 가능한 내용을 정리해 주셨습니다. 이를 통해 신장질환으로 고통받는 많은 환자분들이 한방약의 혜택을 누리게 되길 바랍니다.

제 다음 도전은, 명확한 임상적 근거를 갖춘 약재(생약)와 한방약을 발굴하여 계몽하고 보급하는 일입니다. Zero to One은 혼자서 이룰 수 있는 일이 아니며, 신코의학출판사를 비롯한 많은 동료들의 도움 속에서 가능할 것입니다. 그리고 Zero to One의 바통을 이어갈수록 여러 선생님들의 실행력과 응원이 필요합니다. '무'에서 시작한 모던 캄포가 1이 되고, 또 10이 되며, 무한히 확장되기를 바랍니다.

니미 마사노리

차례

CKD 비투석기 환자의 증상별 플로차트 : 와다 켄타로

투석 중 발생하는 특수 증상에 대한 플로차트 : 와다 켄타로

CKD 비투석기 및 투석기 환자를 위한 일차진료 플로차트 : 와다 켄타로

●호흡기

●소화기

칼럼 : 니미 마사노리

칼럼 : 와다 켄타로

약어일람

AKI	acute kidney injury	급성 신손상
CKD-MBD	chronic kidney disease-mineral and bone disorder	만성 신장병-골·미네랄 대사 이상
CKD	chronic kidney disease	만성 신장병
DKD	diabetic kidney disease	당뇨병성 신병증
EAT	epipharyngeal abrasive therapy	상인두찰과치료(B스팟치료)
EPS	encapsulating peritoneal sclerosis	피막성복막경화증
ESA	erythropoiesis stimulating agent	적혈구조혈자극인자제제
HFrEF	heart failure with reduced ejection fraction	박출률저하심부전
HFpEF	heart failure with preserved ejection fraction	박출률보전심부전
PAD	peripheral arterial disease	말초동맥질환
PPI	proton pump inhibitor	프로톤펌프억제제
RAS	renin angiotensin system	레닌-안지오텐신계
TPN	total parenteral nutrition	중심정맥영양

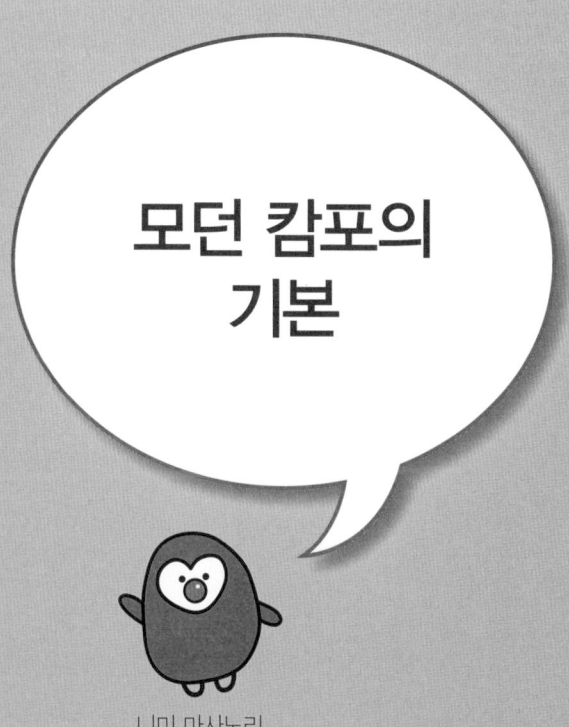

모던 캄포의 기본

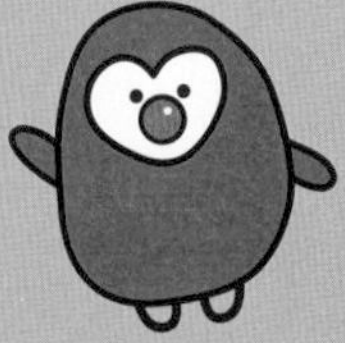

니미 마사노리

서양의를 위한 모던 캄포

한방약이 응급 상황에서도 효과를 발휘하려면, 서양의가 한방약을 적극적으로 사용해야 합니다. 복진·맥진·설진 등 전통 한방의 고전적 진찰을 거치지 않더라도, 임상적으로 도움이 될 수 있다면 한방약을 사용하는 것이 바람직합니다. 특히 한방약은 보험 적용이 가능하다는 점에서 진입 장벽이 낮습니다.

의심하기 전에, 먼저 사용해 보세요. 이것이 모던 캄포의 기본 입장입니다. 한방약은 식사의 연장선처럼 생각하고 활용할 수 있습니다. 물론 약효가 확실히 있는 만큼, 드물게 부작용도 발생할 수 있습니다. 복용 중 이상 증상이 나타난다면 즉시 중단하면 됩니다. 이 점만 주의하면 환자 진료에 안전하게 사용할 수 있습니다.

서양의학의 보완의료로서의 한방(모던 캄포)

⊙처방 주체: 서양의 (한의사가 있는 한국에서는 한의사)
⊙제형: 엑스제만 사용
⊙대상: 서양의학으로 치료되지 않는 상태를 주요 목표로 함
⊙처방 전략: 효과가 없으면 순차적으로 변경
⊙이해 관점: 현대의학적 시각에서 접근
⊙한방 고전: 처음부터 읽을 필요 없음
⊙한방 진찰(복진, 설진): 할 수 있으면 좋지만, 필수 아님
⊙적용 시점: 내일부터 바로 처방 가능

오츠카 케이세츠 선생은 위와 같은 방법론을 '한방약 치료'라고 불렀습니다.

(출처: 《오츠카 케이세츠 저작집》)

한방약의 부작용

복용 중 이상 증상이 나타나면 즉시 중단하세요

보험 적용 한방 엑스제제를 1포 복용했다고 해서 즉각적인 사망에 이른 사례는 보고된 바 없습니다. 또한 복용 후 유산이나 조산이 발생했다는 보고도 없습니다. 한방약은 OTC로도 판매되고 있어, 의사 처방전이 없이도 약사나 등록판매자의 판단하에 투여가 가능한, 비교적 안전성이 높은 약제입니다. 그러나 약효가 있는 약제인 이상, 드물게 부작용이 발생할 수 있습니다. 한방약의 부작용은 대체로 서서히, 간헐적으로 나타나는 경우가 많기 때문에, 환자에게 '복용 중 몸에 이상이 느껴지면 즉시 중지하세요'라는 안내를 한마디만 덧붙이면 전혀 걱정할 필요가 없습니다.

하지만, 이해력이 부족한 고령자는 주의가 필요합니다. '이상있으면 중단한다'는 의미를 정확히 이해하지 못할 수 있습니다. 이런 경우에는 2주 간격으로 진료 및 경과 관찰을 시행하면 보다 안전하게 처방할 수 있습니다.

마황제

나가이 나가요시 박사는 마황에서 에페드린을 최초로 분리·정제하였습니다. 마황을 함유한 한방약(이하 '마황제')을 장기간, 무분별하게 투여하면 혈압 상승이 나타날 수 있어 주의가 필요합니다. 마황제를 장기 투여할 때는 가정용 혈압계 구입을 권고하고, 혈압 상승이 확인되면 즉시 재진 또는 전화 상담을 받도록 안내합니다. 그것을 원하지 않는 환자에게는 2주마다 외래 진료를 받도록 하면 됩니다.

이름에 '마(麻)'자가 들어가 있는 한방약인 마황탕, 마행감석탕, 마행의감탕, 마황부자세신탕에 마황이 함유되어 있다는 것은 간단히 이해가 됩니다. 문제는 '마'자가 들어 있지 않은데 마황이 들어있는 한방약입니다. 갈근탕, 갈근탕가천궁신이, 소청룡탕, 월비가출탕, 의이인탕, 방풍통성산, 오적산, 신비탕, 오호탕 등입니다. 반대로 승마갈근탕의 '마'는 승마, 마자인환의 '마'는 마자인이기 때문에 마황과 무관합니다.

감초 함유 한약(의료용 한방 엑스제제 금기사항)

①알도스테론증
②근병증(myopathy)
③저칼륨혈증
(위 질환·증상이 악화될 가능성이 높음)

반하사심탕	소청룡탕
인삼탕	오림산
자감초탕	작약감초탕
감맥대조탕	궁귀교애탕
계지인삼탕	황련탕
배농산급탕	길경탕

(하루 용량 기준 상, 감초 함유량이 2.5g 이상인 처방)

감초는 글리시리진(glycyrrhizin)을 함유하고 있습니다. 장기 투여하면 가성알도스테론증이 발생할 수 있습니다. 혈압이 오르고, 혈청 칼륨이 감소하며, 하지가 붓습니다. 감초의 하루 용량이 2.5g 이상이면, 약사로부터 감초 용량 확인 전화를 받을 수 있습니다.

하지만, 다른 병원에서 작약감초탕을 하루 3회 복용하는 방법으로 수년간 처방 받아 왔음에도 전혀 문제가 되지 않았던 환자를 여러 명 만났습니다. 작약감초탕은 구성 약재가 2종류로 막연히 투여하면 내성이 생기고, 가성알도스테론증이 발생할 위험성도 있습니다. 한방에 대해 제대로 이해하고 처방한다면 일어나지 않을 일이지만, 아쉽게도 현재 일어나고 있는 일입니다. 감초 함유량이 많은 한방약은 표-1에 정리

표-1 감초 2.5g 이상을 함유한 한방 엑스제제

6g	작약감초탕
5g	감맥대조탕
3g	소청룡탕, 인삼탕, 오림산, 자감초탕, 궁귀교애탕, 계지인삼탕, 황련탕, 배농산급탕, 길경탕
2.5g	반하사심탕

해 두었습니다. 참고바랍니다.

반면, 감초는 전체 128개 한약제제 처방 중 94개 처방에 함유되어 있습니다. 그렇기 때문에 두 종류 이상의 한방약 병용 시 감초가 중복투여가 되어 하루 용량이 2.5g을 자주 넘어설 수 있습니다(**표-2**). 주의를 기울인다면 전혀 문제는 일어나지 않겠지만, 막연히 장기 투여해서는 안됩니다.

이뇨제 복용으로 혈청 칼륨 농도가 4.0 mEq/L 이하로 저하되어 부정맥 위험이 우려되는 경우, 감초 함유 한방약 처방을 주저하기도 합니다. 이러한 상황에서는 감초 무함유 한방약을 숙지해 두는 것이 중요합니다. 감초가 없는 처방만으로도 상당수의 임상 상황에 대응이 가능하기 때문입니다.

전탕약(탕제)의 경우, 조제 시 "거감초"(감초를 제외)하여 투여할 수 있지만, 한방 엑스제는 제조 과정에서 약재 구성이 고정되어 있으므로 특정 약재를 뺄 수 없습니다. 따라서 감초를 피하면서도 한방약을 투여하고 싶을 때는 **표-3** 중에서 한방약을 선택해 보면 되겠습니다. 이와 같이 감초 무함유 한방약만으로도 다양한 증상에 폭넓게 대응할 수 있습니다.

표-2 두 개 이상의 한방 엑스제를 처방할 때는 감초 용량에 주의

처방(1) (감초 g)	처방(2) (감초 g)	(1)+(2)의 감초용량 (g)
작약감초탕(6)	시호계지탕(2)	8
작약감초탕(6)	소경활혈탕(1)	7
소청룡탕(3)	소시호탕(2)	5
영감강미신하인탕(2)	소청룡탕(3)	5
맥문동탕(2)	소시호탕(2)	4
백호가인삼탕(2)	소시호탕(2)	4
마행감석탕(2)	소시호탕(2)	4
영감강미신하인탕(2)	소시호탕(2)	4
갈근탕(2)	계지가출부탕(2)	4
월비가출탕(2)	방기황기탕(1.5)	3.5
소경활혈탕(1)	당귀사역가오수유생강탕(2)	3

※ 합방 시 겹치는 약재가 있을 때, 엑스제의 경우 처방(1)+(2)의 합계, 전탕약의 경우 용량이 더 많은 쪽 용량만을 처방합니다.

표-3 감초를 함유하지 않은 처방

마황제	마황부자세신탕
사심탕	황련해독탕, 온청음, 삼황사심탕
시호제	대시호탕, 시호가용골모려탕
삼기제	반하백출천마탕
보신제	팔미지황환, 육미환, 우차신기환
보혈제	칠물강하탕, 사물탕
구어혈제	당귀작약산, 계지복령환, 대황목단피탕
치수제(치담제)	오령산, 소반하가복령탕, 저령탕
부자제	진무탕
건중탕	대건중탕
사하제	마자인환, 대승기탕
기타	반하후박탕, 오수유탕, 목방기탕, 복령음, 신이청폐탕, 저령탕합사물탕, 복령음합반하후박탕, 인진오령산, 삼물황금탕, 계지복령환가의의인, 인진호탕

소시호탕(첨부문서 금기사항)

①인터페론 제제 투여 중인 환자
②간경변, 간암 환자
③만성간염에 동반된 간기능장애가 있으며, 혈소판 수치가 100,000/mm^3 이하인 환자

보험 적용 의료용 한방 엑스제 중, 첨부문서 상 명확한 금기사항이 있는 유일한 처방은 소시호탕입니다.

고령자 중에서도 원발성 간암이나 전이성 간암에 이환되어 있는 경우가 적지 않으므로, 처방 전 반드시 병력 및 간기능 상태를 확인해야 합니다. 다만, 주의할 점은 이 금기사항이 소시호탕에만 적용되며, 소시호탕 함유 한방약인 시호계지탕, 시함탕, 시박탕, 소시호탕가길경석고, 시령탕에는 금기가 기재되어 있지 않다는 것입니다.

장간막정맥경화증(Mesenteric phlebosclerosis)

최근 주목받는 산치자 복용과 연관된 부작용입니다. 산치자 함유 한방약을 5년 이상 장기 복용했을 경우 특히 주의가 필요합니다 (**표-4**). 설사, 복통, 변비, 복부 팽만, 구역, 구토 등이 반복적으로 나타나거나 변잠혈 검사에서 양성이 확인되면, 대장내시경검사를 시행하여 확진을 해야 합니다. 저는 현재 임상에서 전혀 신경 쓰지 않고 특별한 제한 없이 사용하고 있으나, 이러한 부작용도 있다는 정도로 알아두는 것이 중요합니다.

표-4 산치자 함유 한방약

황련해독탕, 가미소요산, 형개연교탕, 오림산, 온청음, 청상방풍탕, 방풍통성산, 용담사간탕, 시호청간탕, 청폐탕, 신이청폐탕, 인진호탕, 가미귀비탕 등

칼럼 투병으로 지쳐있다면

37년 전, 저는 혈관외과 의사로서 투석용 션트 조설술을 다수 시행했습니다. 이후 옥스포드대학 박사과정에서 이식면역학을 5년간 연구했고, 미국 애틀랜타의 에모리대학 신장이식팀에 수개월 합류하여, 헬리콥터를 타고 기증자의 장기 적출에 참여했습니다. 젊었던 시절에는 "하루라도 환자의 생명을 연장할 수 있다면 그것이 의료팀의 당연한 사명"이라고 믿었습니다. 1998년 귀국 후, 세컨드오피니언 외래를 시작했고, 그 과정에서 한방의학을 만나 임상의 폭이 넓어지는 것을 실감하였습니다. 환갑을 넘긴 이후에는, 생명 연장만큼이나 환자의 가치관에 맞춰 곁에 머무는 것이 더 중요한 경우도 많다는 생각이 들었습니다. 신장질환 분야는 장기이식과 인공장기 기술이 가장 발달한 분야입니다. 투석을 받으면 신부전으로 즉시 사망하는 일은 없지만, 주 3회 투석기계에 묶여 생활하는 것은 매우 큰 부담입니다. 그럼에도 환자들은 "그래도 생명을 연장해달라"고 합니다. 저의 한방 스승인 마츠다 구니오 선생께서는 '一病息災(일병식재, 작은 병 하나쯤 가지고 있는 것이 오히려 건강하게 오래 사는 데 도움이 된다[일본속담])'라고 말씀하셨습니다. 이미 발병한 질환은 받아들이고, 죽을 때까지 힘차게 살아가자는 의미입니다. 결국 누구나 조금씩 무너져 죽음을 향해 가며, 그 과정에서 주변 사람들의 도움을 받고, 때로는 민폐도 끼치면서도 최선을 다해 살아가는 것이 중요합니다.

투병으로 심신이 지친 환자에게는 가미귀비탕을 추천합니다.

(니미 마사노리)

만성 신장병 한방약 일람표

특히 만성 신장병 용

삼기제(인삼+황기)	기력·체력 저하(기허) 개선
육미환류(지황+산수유+목단피)	노년기 호소(신허)
부자제(부자 함유)	냉증 개선
기제(향부자+소엽+후박을 함유)	기순환 개선(기울)
사물탕류(당귀+작약+천궁+지황을 함유)	빈혈 개선(혈허)
사군자탕류(인삼+복령+창출+감초를 함유)	식욕·기력 보강(기허)
계지탕류(계피+작약+감초+생강+대조를 함유)	전신 컨디션 조정
이수제(복령, 출, 택사, 저령, 반하, 방기 등을 2개 이상 함유)	수분 불균형 개선
건중탕류(교이를 함유)	허약 체질개선
시호제(시호를 함유)	장기화된 병태 개선
사심탕류(황련+황금을 함유)	열(염증) 제거
구어혈제(도인, 목단피, 홍화, 대황, 당귀를 2가지 이상 함유)	혈류 개선
온성구어혈제(당귀를 함유, 지황은 함유하지 않음)	혈류 개선
대황제(승기탕류) → 대황(+망초)을 함유	변비 개선
구성약재수가 적은 처방	급격한 증상 개선

보중익기탕, 십전대보탕, 인삼양영탕

팔미지황환, 우차신기환

우차신기환, 진무탕, 계지가출부탕

반하후박탕, 향소산

십전대보탕, 소경활혈탕, 칠물강하탕

육군자탕, 십전대보탕

계지가작약탕, 계지가출부탕, 당귀사역가오수유생강탕

오령산, 저령탕, 방기황기탕

대건중탕

시호계지탕, 가미소요산, 억간산가진피반하

반하사심탕, 황련해독탕

계지복령환, 도핵승기탕, 통도산

당귀작약산, 당귀건중탕

도핵승기탕, 통도산

작약감초탕

CKD 비투석기 및 투석기의 한방 처방 기본 원칙

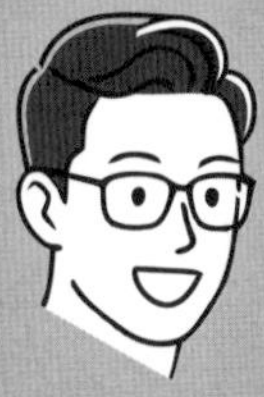

와다 켄타로

CKD에 왜 한방약 치료가 필요할까?

이 책을 집어든 독자 여러분은 아마도 다음과 같은 고민을 안고 계실 것입니다.

"통상적인 의료를 시행했음에도 환자의 증상이 충분히 호전되지 않는다"

"검사상 특별한 이상은 없지만, 환자가 지속적으로 불편감을 호소한다"

실제 임상현장에서 이러한 난점을 마주하고 있거나, 안타깝게도 표준치료를 충실히 시행했음에도 불구하고 개선되지 않는 사례에 대해 매일같이 고민하며, 그 간극을 메울 수 있는 치료법을 찾고 계실 것입니다.

CKD의 비투석기와 투석기 단계 진료에 있어, 저는 한방약 치료의 목표를 표준치료의 공백을 메우는 것은 물론, 표준치료를 보완하는 수단으로 두고 있습니다. 서양의학적 표준치료를 부정하거나, 한방치료만으로 놀랄 만한 효과를 기대하거나, 기적과 같은 결과를 추구하려는 것은 아닙니다. 어디까지나 표준치료를 기반으로 삼고, 그 위에 한방치료를 병행하는 임상적 시도를 하고 있는 것입니다 (**표-4**).

여러분, 한방치료를 실제 진료 현장에서 꼭 활용해 보시기 바랍니다. 이를 통해 환자의 불편함을 덜어주고, 진료 만족도를 높이는 데 큰 도움이 될 것입니다. 우선은 이 책을 통해 독자 여러분이 단시간 내에 효율적인 한방치료법을 습득하실 수 있도록 도와드리고자 합니다. 이 책은 플로차트 형식으로 구성되어 있어, 한방 치료에 익숙하지 않은 분들도 부담 없이 처방에 접근할 수 있도록 설계되어 있습니다. 또한 여러 선택지를 함께 제시해 두었으므로, 첫 번째 처방이 효과가 없을 경우 다음 선택지를 시도해 보시기 바랍니다. 이러한 과정을 통해 고통받고

표-4 CKD 비투석기 및 투석기 환자에게 한방약을 사용하는 의의

- CKD, 특히 투석기 환자의 경우, 다양한 증상과 합병증을 동반하는 경우가 많아, 서양의학적 치료만으로는 치료접근이 복잡해지는 경우가 자주 발생합니다. 서양의학적으로 적용 가능한 치료를 시행하더라도 효과가 불충분하거나, 마땅한 치료법이 없는 상황에서 한방약이 유효한 경우도 있습니다.
- 전신에 걸친 다양한 증상에 대해 한방약을 처방함으로써, 양약의 처방 수를 최소화하는 것이 가능합니다.
- 체력이 저하된 고령의 CKD 비투석기 또는 투석기 환자(대부분은 허약한 상태)에게도 한방약은 비교적 안전하게 사용할 수 있습니다.
- 이처럼 CKD의 비투석기와 투석기 단계 진료 현장에서 한방약이 담당할 수 있는 역할은 작지 않다고 생각합니다.

있는 환자를 지지할 수 있고, 진료 만족도가 높은 치료를 실현할 수 있을 것이라 기대합니다.

잘 아시다시피, 신장질환은 현대의학으로도 근치가 어려운 경우가 많습니다. 장기간 질환이 지속되다 보면 다질환병존 상태(multimorbidity)에 이르게 되고, 다양한 증상과 주관적 호소가 나타납니다. 이러한 상황에서 서양의학은 가이드라인에 따라 약물을 처방하게 되는데, 그 결과 다약제사용(polypharmacy)에 쉽게 빠지게 되며, 의료비 역시 증가하게 됩니다. 반면, 한방약 치료는 여러 증상에 대해 일반적으로 1종 또는 상성이 잘 맞는 2종의 처방만으로도 대응이 가능합니다. 즉, 다양한 증상에 대해 1~2종의 한방 엑스제제로 치료가 가능하므로, 다약제사용을 예방할 수 있을 뿐 아니라 의료비 절감에도 기여할 수 있습니다.

현재의 수치와 증상을 종합하여 한방약을 선택

서양의학적 치료와 함께 식이요법, 운동요법 등의 생활 개입을 충분히 시행하면서, 그 위에 한방약 치료를 병행합니다.

신장질환에서의 한방약 치료는 모든 환자에게 동일한 처방을 적용하는 것이 아니라, 환자의 증상과 체질, 혈액검사 수치, 현재 시행 중인 치료에 따라 사용하기 적합한 한방약이 달라집니다. 특히 혈중 크레아티닌 수치에 따라서도 처방 선택이 달라질 수 있습니다(**표-5**).

한방약 치료는 신기능이나 소변검사와 같은 임상 수치뿐 아니라, 전신 권태감, 부종, 배뇨장애, 두통, 혈압상승, 피부 소양감, 소화기 증상, 빈혈 등 환자가 겪는 다양한 증상의 개선도 함께 목표로 삼습니다.

과거에는 질환으로 인식되지 않았던 상태들이 의학의 발전으로 인해 질병으로 분류되고 치료 대상이 되는 경우가 많아졌습니다. 예를 들어 고혈압이나 고콜레스테롤혈증처럼, 현재는 검사 수치를 기준으로 진단 가능한 병태들도 과거에는 질병으로 여겨지지 않았습니다. 이 중에서도 질병으로 간주되던 것은 말기 상태뿐이었으며, 실제 치료의 대상이 되던 것도 그런 경우에 국한되어 왔습니다. 말기 CKD에 동반된 요독증이 그 대표적인 예라 할 수 있습니다.

의학이 발전하면서 조기 CKD 진단과 조기 개입이 가능해졌고, 그에 따라 질환의 진행을 억제할 가능성도 커졌습니다. 하지만 여전히 말기 신부전으로 진행되어 투석이 필요한 환자 수는 적지 않습니다. 그동안 CKD에 대한 한방약 치료는 효과가 제한적이라고 여겨졌지만, 최근에는 CKD 치료 전략 중 하나로 점차 인식되고 있습니다.

표-5 CKD 단계 및 주요 증상에 따른 빈용 한방처방	
부종 (신성부종)	오령산, 시령탕, 우차신기환, 목방기탕 등
빈혈 (신성빈혈)	십전대보탕, 가미귀비탕 등
당뇨병 (당뇨병성 신장질환)	팔미지황환, 우차신기환 등
고혈압 (신경화증)	칠물강하탕, 조등산 등
Cr 1~3 (KDIGO G1-3b)	팔미지황환, 우차신기환, 칠물강하탕, 조등산
Cr 4~5 (KDIGO G3b-4)	팔미지황환, 우차신기환, 칠물강하탕, 조등산, 십전대보탕, 보중익기탕, 오령산, 진무탕, 육군자탕 등
Cr 5 이상 (KDIGO G5)	팔미지황환, 우차신기환, 칠물강하탕, 조등산, 방기황기탕, 십전대보탕, 보중익기탕, 오령산, 진무탕, 육군자탕 등
만성 유지투석기 (KDIGO G5D)	팔미지황환, 우차신기환, 칠물강하탕, 조등산, 방기황기탕, 십전대보탕, 보중익기탕, 인삼양영탕, 오령산, 진무탕, 육군자탕, 마자인환, 윤장탕 등

* 위 표에 포함된 한방약 중, 적색으로 표기한 4가지 처방은 CKD의 모든 단계에서 공통적으로 활용되는 핵심 기본처방이라 할 수 있습니다.

**Cr: Creatinine(크레아티닌); KDIGO: Kidney Disease: Improving Global Outcomes

CKD 비투석기 및 투석기 환자의 식사 제한과 한방약의 부작용

1. 전해질, 특히 칼륨 문제

한약재는 전해질과 미량 원소를 비교적 풍부하게 함유하고 있지만, 칼륨이나 알루미늄 함유량은 일반 식품에 비해 특별히 많은 수준은 아닙니다. 의료용 한방약의 칼륨 함유량은 1포당 약 4~50mg 정도로 알려져 있습니다. 예를 들어, 투석 환자의 장딴지 경련에 자주 사용되는 작약감초탕(1포 2.5g 기준)의 칼륨 함유량은 약 10mg으로, 문제가 되지 않는 수준입니다. 일반적으로 투석 환자의 식이요법에서 칼륨 섭취 권장량은 1일 1,500mg 이하로 제한되므로, 한약처방의 칼륨 함유량은 임상적으로 큰 부담이 되지 않는 수준입니다. 따라서 한방약 복용 시 칼륨 축적에 대한 과도한 우려는 필요하지 않습니다.

2. 약재 부작용: 감초

감초는 작약감초탕을 비롯한 다양한 한방처방에 함유되어 있으며, 그 성분 중 하나인 글리시리진(glycyrrhizin)은 가성알도스테론증(pseudoaldosteronism)을 유발할 수 있습니다. 이로 인해 저칼륨혈증, 혈압 상승, 부종, 체중 증가 등이 발생합니다. 따라서 감초를 함유한 한방약을 사용하는 경우, 주기적인 혈액검사를 통해 전해질 상태를 모니터링하는 것이 바람직합니다. 다만, 고칼륨혈증이 임상적으로 문제가 되는 병태—예를 들어 어느 정도 진행된 비투석기 CKD 환자나 투석 환자—에서는, 가성알도스테론증에 따른 저칼륨혈증이 전해질 균형을 맞추는 데 오히려 도움이 될 수도 있습니다. 이러한 이유로, CKD 환자에서 감초로 인한 부작용이 실제 임상에서 문제를 일으킬 가능성은 낮다고 판단됩니다.

3. CKD 환자에 대한 한방약 투여 요령

CKD 환자는 약물 대사 능력이 저하되어 있어 상황에 따라 1일 3회 복용을 2회로 감량해도 무방할 수 있습니다. 특히 무뇨 또는 핍뇨 상태에 해당하는 투석 환자는 수분 섭취 과다에 따른 체중 증가 위험이 있으므로, 평소 투석 간 체중증가폭이 큰 환자에서는 복용 시 주의가 필요합니다. 또한 한방약 특유의 '향'이나 '거칠게 느껴지는 제형'에 대해 불만을 호소하는 환자에게는 복용 보조 젤리(예: 용각산 젤리제 등)를 함께 사용하는 것도 순응도를 높이는 방법이 될 수 있습니다.

투여 기간은 질환의 특성에 따라 조정할 수 있습니다. 급성질환(예: 감기 등)에서는 일반적으로 1주 이내 단기 투여가 원칙이며, 만성 질환이나 중증 질환의 경우에는 2주에서 1개월 정도를 기준으로 합니다. 장기간 복용했음에도 증상의 호전이 없는 경우에는, 처방 내용을 재검토할 필요가 있습니다. 실제로 쯔무라(Tsumura)의 모든 첨부문서에도 '중요한 기본적 주의사항'으로 다음과 같은 내용이 명시되어 있습니다.

"본 제제를 사용할 때, 환자의 증(체질 및 증상)을 고려하여 투여해야 하며, 경과를 충분히 관찰한 뒤 증상 또는 소견의 개선이 없을 경우에는 계속해서 투여하지 말 것."

일일반적인 혈액투석은, 주3회 정기적으로 하기에 문진을 통해 비교적 밀도 높은 경과 관찰이 가능합니다. 이러한 환경을 한방 진료에도 적극 활용하여 시의적절한 처방 변경 및 효과 평가를 보다 용이하게 진행할 수 있습니다. 대부분의 CKD 환자는 근육량이 감소된 이른바 '노쇠(허증)' 경향을 보이므로, 허증에 적합한 한방약을 선택하는 것이 무난합니다. 마황, 황금, 황련, 대황, 도인, 석고, 망초 등과 같이 근육량이 충분하고 체력이 왕성한(실증) 체질에 적합한 약재를 함유한 처방은 유효율이 낮은 반면 부자, 건강, 계피, 인삼, 당귀 등 허증에 적합한 약재가 포함된 처방은 보다 높은 유효성을 기대할 수 있습니다.

먼저 눈앞의 CKD 환자에게 한방약을 사용해 보자

한방약은 장기간 복용해야 효과를 얻을 수 있다고 생각하는 경우가 많지만, 실제로는 단기간 내 효과를 기대할 수 있는 경우도 적지 않습니다. 투석 진료에 종사하는 의료진이라면 대부분 한 번쯤은 작약감초탕을 사용해 본 경험이 있을 것입니다. 하지만 막연히 작약감초탕을 반복 사용하다 보면, 예전만큼의 효과를 느끼기 어려운 경우도 있습니다. 작약감초탕은 작약과 감초 두 가지 약재로만 구성된 단순한 처방입니다.

일반적으로 한방약은 구성 약재 수가 적을수록 날카로운 맛이 있으며, 반대로 약재 구성이 많을수록 오랜 시간에 걸쳐 체질 개선을 유도해 낸다는 인상이 있습니다. 또한 작약감초탕은 감초 함량이 높기 때문에, 감초의 부작용인 가성알도스테론증(혈압 상승, 저칼륨혈증 등의 전해질이상) 발생 위험이 다른 한방약 보다 높을 수 있습니다. 즉, 한방약의 즉효성과 부작용 특성을 모두 학습할 수 있는 대표적인 한방약입니다.

이러한 특성 때문에, 증상이 있을 때만 사용하는 것이 바람직하며, 장기 복용 시에는 효과가 감소할 수 있습니다. 또한 효과가 명확히 나타나지 않을 경우에는 소경활혈탕이나 우차신기환 등으로 처방을 변경해 경과를 관찰하는 것이 좋습니다. 반면, 소경활혈탕은 17종의 약재로 구성되어 있어 내성이 생기지 않는 편이며, 서서히 그리고 천천히 효과를 발휘하는 특성이 있어 체질 개선을 목적으로 한 치료전략에 적합한 인상입니다.

의료용 한방 엑스제제의 처방과 보험진료

한방약의 큰 장점 중 하나는 보험 적용이 가능하다는 점이며, 이는 일상적인 진료 흐름 속에서 자연스럽게 사용할 수 있다는 의미이기도 합니다. 침구, 정체요법, 아로마, 기타 약초요법 등 전 세계에는 다양한 보완대체요법이 존재하지만, 일본의 서양의들이 한방약을 선택하게 되는 가장 큰 이유는 바로 보험 진료 내에서 자유롭게 처방할 수 있기 때문입니다.

간혹 한방약을 보험 급여 대상에서 제외하려는 논의가 제기되기도 하지만, 만약 한방약이 비급여(자유진료)로 전환된다면, 대부분의 서양의들이 더 이상 한방약을 매력 있게 느끼지 않게 될 것입니다.

일본에서는 '혼합진료'(급여진료와 비급여진료를 병행하는 방식)가 원칙적으로 금지되어 있기 때문에, 의료용 한방 엑스제제를 보험 진료로 처방하기 위해서는 일정한 조건을 충족해야 합니다(**표-6**).

이 중에서 가장 큰 문제는 '효능·효과' 항목입니다. 한방의학적 진단체계의 관점에서 보면, 보험 상 병명과 적응증이 일치하지 않거나 미흡한 경우가 많습니다. 이것은 한방 엑스제제가 일반의약품으로서 먼저 효능·효과 승인을 받은 뒤, 의료용 의약품으로 확장되어 승인되었던 역사적 배경에서 기인합니다. 따라서 현재 의료용 한방 엑스제제의 적응증은, 일반용 의약품의 효능·효과에 '준하는' 수준에 머물러 있는 것이 현실입니다.

표-6	한방약을 보험진료로 처방하기 위한 조건
1	보험 청구를 위해서는, 처방 시 '병명'과 해당 약제의 '적응증'을 명확히 기재해야 합니다. 의약품 첨부문서에 기재되어 있지 않은 효능·효과 관련 문구는 원칙적으로 인정되지 않으며, '신허', '흉협고만', '양명병' 등과 같은 한방의학적 진단명은 보험 청구 상 병명으로 인정되지 않습니다. 따라서는 필요 시에는 환자의 주증 및 관련 증상을 구체적으로 기록하는 것이 요구됩니다.
2	• 건강보험법 및 기타 관련 의료보험법에 따르면 보험 진료 체계에서는, 한방약의 처방 목적이 '치료'일 경우에만 보험 적용이 가능합니다. 예방이나 미용 목적의 처방은 보험 급여 대상에서 제외됩니다. • 복용 방법에 관하여, 의료용 한방약은 일률적으로 '식전 또는 식간에 경구투여'하는 용법으로 승인되어 있습니다. 따라서 의료기관의 처방전에는 대부분이 '식전 또는 식간' 복용으로 기재되어 있으며, 이는 보험 청구 상의 표준 용법입니다. 예를 들어 실제로 식후 복용이 가능하더라도 처방전에 '식후'로 명시하는 것은 엄밀히 말해 규정 위반에 해당할 수 있습니다.
3	복수의 한방 엑스제제를 동시에 처방하는 것은 원칙적으로 바람직하지 않으며, 특별한 임상적 근거가 없는 경우에는 지양해야 합니다. 특히 3제 이상을 동시에 처방할 경우, 심사기관에서 심사 조정 또는 삭감 등의 불이익이 발생할 수 있으므로 주의가 필요합니다.

급성 신손상(AKI)과 만성 신장병(CKD)의 개요 복습

신기능장애를 진료할 때에는, 급성 신손상(acute kidney injury, AKI)과 만성 신부전 또는 만성 신장병(chronic kidney disease, CKD)으로 구분하여 접근해야 합니다.

1. 급성 신손상(급성 신부전)

급성 신손상(AKI)의 원인은 매우 다양하지만, 크게 세 가지 기전(신전성, 신성, 신후성)으로 분류됩니다.

신전성은 신장으로 유입되는 혈류량 감소가 주요 원인입니다. 예를 들어, 구토나 설사로 인한 탈수나 출혈에 의한 순환 혈액량 감소 등의 체액량 감소, 심부전에 의한 혈류장애, 부적절한 혈압강하제 사용(혈압강하제 과다 투여)으로 인한 신혈류 감소 등이 해당합니다.

신성은 신장 자체의 장애가 원인이 되는 경우입니다. 예를 들어, 결합조직질환 등에 의한 신장 내 소혈관 혈관염, 약제성 세뇨관 또는 간질의 염증 등이 포함됩니다.

신후성은 요로계 폐쇄가 발생한 경우로 악성 종양이나 요로결석 등으로 인해 요류가 막히는 상황이 해당됩니다.

2. 만성 신장병(만성 신부전)

단백뇨의 정도를 포함한 만성적인 신기능 저하 상태를 포괄하는 개념인 만성 신장병(CKD)은, 역학 연구를 통해 심혈관질환(CVD)과의 밀접한 연관성이 반복적으로 확인되어 왔습니다. 이러한 심신 연관성(cardiorenal connection)은 CKD의 원질환이 당뇨병성 신병증, 만성 사구체신염, 신경화증 등 어떤 유형이든 관계없이, 신기능 저하나 단백뇨의 중증도 자체가 심혈관계 질환 발생과 밀접한 관계를 갖는다는 사실에 기반하고 있습니다. 따라서 병인의 종류에 관계없이 일정 수준 이상의 신기능 저하와 단백뇨가 동반된 상태는 모두 'CKD'라는 통합 개념 아래에 분류되게 됩니다.

3. 신기능 평가

신기능 평가는 일반적으로 혈청 크레아티닌 농도와 연령, 성별을 바탕으로 사구체여과율(estimated GFR: eGFR)을 추산하는 방법, 즉 추정 사구체여과율을 활용해 진행합니다. 혈청 크레아티닌은 근육 대사에 의해 생성되는 노폐물로, 그 수치는 개인의 근육량에 큰 영향을 받습니다. 따라서 eGFR은 노쇠(frailty), 근감소증(sarcopenia), 저체중 여성 또는 근육량이 많은 젊은 남성 등에서는 실제 신기능과 차이가 발생할 수 있습니다. 이러한 한계를 보완하기 위해 혈청 시스타틴 C(cystatin C)를 활용한 eGFR(cys)이 활용되기도 합니다. 다만 eGFR(cys)는 보험 진료 기준상 매달 반복 측정이 제한되어, 측정 간격에 제약이 있다는 점에 유의해야 합니다.

4. CKD 중증도 분류

건강검진 또는 의료기관에서의 검사를 통해 CKD를 조기에 진단하고, 적절한 치료 개입을 통해 질환의 진행을 억제하며, 심혈관질환(CVD)의 발생을 예방하는 것이 중요합니다. CKD 환자 치료는 일반적으로 1차 진료를 담당하는 지역 주치의에 의해 이뤄지며, IgA 신증이나 결합조직질환이 동반된 사구체신염 등 특수한 병인을 지닌 CKD도 적지 않기 때문에, 지역 주치의와 신장내과 전문의 간의 연계 체계가 중요합니다. 지역 주치의가 신장내과 전문의에게 의뢰해야 할 시점에 대해서는, 일본신장학회 및 의사회가 그 의뢰기준을 **그림-1**과 같이 공

그림-1 CKD 중증도 분류 (2012년 개정판)

신질환 유형		단백뇨 구분		A1	A2	A3
당뇨병성 신병증		24시간 요알부민 정량 (mg/일) 요알부민/크레아티닌 비율 (mg/gCr)		정상	미량 알부민뇨	현성 알부민뇨
				30 미만	30~299	300 이상
고혈압성 신증 사구체신염 다발성 낭포신 이식 신 원인 불명 기타		24시간 요단백 정량 (g/일) 요단백/크레아티닌 비율 (g/gCr)		정상	경도 단백뇨	고도 단백뇨
				0.15 미만	0.15~0.49	0.50 이상
GFR 분류 (mL/분 /1.73m²)	G1	정상 또는 높은 수치	≥90			
	G2	정상 또는 경도저하	60~89			
	G3a	경도~중등도 저하	45~59			
	G3b	중등도~고도저하	30~44			
	G4	고도저하	15~29			
	G5	말기신부전 (ESKD)	<15			

중증도는 신질환 유형, GFR 분류, 단백뇨 구분을 종합한 단계를 통해 평가한다. CKD 중증도는 사망, 말기신부전, 심혈관사망 발생 위험을 ■ 단계를 기준으로 ■ → ■ → ■ 순으로 단계가 상승할수록 위험은 상승한다(KDIGO CKD guideline 2012를 일본인용으로 개정). (일본신장학회편: CKD 진료가이드라인 2012. 도쿄의학사. 도쿄. 2012).

표한 바 있습니다. 해당 기준에서는 앞서 언급한 eGFR 수치와 단백뇨 정도(간편 측정법)를 바탕으로 CKD의 중증도를 분류합니다. 단백뇨 평가는 축뇨가 필요한 24시간 요단백 배설량 측정 대신, 보다 간편하면서도 정밀한 검사로 평가받는 '요단백/크레아티닌 비율(U-PCR)'을 주로 활용합니다. 이 기준은 질환 상태가 비교적 안정적인 CKD 환자는 물론, 단기간 내 신기능이 급속히 악화되는 환자, 합병증 조절이 필요한 비투석기 CKD 환자까지 폭넓게 포함하고 있어, 일본의 난치성질환 의료비 조성 심사 기준뿐 아니라, 지역 주치의의 의뢰 판단 기준으로도 널리 활용되고 있습니다.

5. CKD(투석기) 환자의 현황과 과제

일본은 고령화 등의 복합요인으로 말기 신부전 환자의 수가 꾸준히 증가하고 있으며, 이 중 혈액투석요법을 통한 신대체요법을 받는 환자의 비율이 증가하고 있습니다. 현재 투석 환자 수는 34만 명을 넘어섰으며, 특히 70세 이상 고령 투석 환자의 비중이 증가하면서 전체 투석 인구의 고령화가 가속화되고 있습니다. CKD 유병 원인으로서 만성 사구체신염은 점차 감소 추세이며, 신경화증이 두 번째로 흔한 원인으로 부상하고 있습니다. 가장 흔한 원인은 여전히 당뇨병성 신병증이며, 이와 관련된 심혈관계 합병증을 동반한 환자도 지속적으로 증가하는 추세입니다.

투석요법은 신장의 기능 중 소변 생산, 체액량 조절 및 노폐물 배설 기능을 대체하는 치료로, 신장 기능을 완전히 대체하는 것은 아니기 때문에 투석 시작 이후에도 식사요법(식염제한이나 인 섭취 조절관리), 생활습관 교정, 음수 제한 등은 당연히 지속해야 합니다. 또한 신장이 가진 내분비 기능 중 하나인 에리스로포이에틴 생성이 저하되는데, 이를 보완하기 위해서는 적혈구 조혈자극인자제제(Erythropoiesis-Stimulating Agent, ESA) 또는 저산소유도인자 프롤릴수산화효소 억제제(Hypoxia-inducible factor prolyl hydroxylase inhibitor, HIF-PH 억제제)를 투여하게 됩니다. 동시에 투석환자는 철결핍이 자주 동반되므로 필요 시 철분 보충도 필요합니다. 아울러 말기 신부전 환자에서는 신장에서의 인 배설 저하 및 비타민 D 활성화 장애로 인해 고인산혈증이 일어나고, 이는 골-미네랄 대사 이상(Chronic Kidney Disease-Mineral and Bone Disorder, CKD-MBD)으로 이어집니다. 특히 체내 인 축적은 이소성 석회화의 진행을 촉진할 수 있어 주의가 필요합니다. 식품 중 인은 단백질에 많이 함유되어 있는데, 단백질은 신체에 필수적인 성분이기도 하기 때문에 단백질 섭취를 유지하면서도 체내 인 흡수를 억제하기 위해 인흡착제 투여가 다수의 환자에서 필요하게 됩니다.

최근에는 투석 환자의 고령화와 함께 노쇠(frailty), 근감소증(sarcopenia), 저영양 또는 소모성 질환 상태에 놓인 환자의 비율도 증가하고 있습니다. 이러한 저영양 및 소모 상태는 생존율, 삶의 질, 건강수명 단축과도 밀접한 연관이 있으며, 이에 대응하기 위해 식이요법(영양상태 개선)과 운동요법이 권장되고 있습니다. 하지만 이러한 방법이 근본적 대책은 아니므로, 이 영역에 한방치료가 개입할 가능성은 여전히 존재합니다.

투석 환자의 노쇠(frailty)와 근감소증(sarcopenia)

초고령사회에서는 간호 및 간병 지원 수요 증가가 중요한 사회적 문제로 대두되고 있습니다. 노쇠, 근감소증을 되도록 조기에 발견하고, 예방적 개입을 통해 진행을 억제하는 것은 사회적으로 큰 과제로 인식되고 있습니다. 일본근감소증·노쇠학회가 발표한 〈근감소증 진료 가이드라인 2017〉에 따르면, 근감소증 진단에는 Asian Working Group for Sarcopenia (AWGS)의 기준 사용이 권장되고 있습니다(**표-7**). 한편, 노쇠 진단은 Cardiovascular Health Study (CHS) 기준을 일본인의 특성에 맞게 조정하여 사용하고 있습니다. 이 J-CHS 기준이 향후

표-7 Asian Working Group for Sarcopenia (AWGS) 진단기준

대상자	60세 또는 65세 이상
근육량(ALM/신장^2) (kg/m^2, DXA 법)	남성 < 7.0 여성 < 5.4
근육량(ALM/신장^2) (kg/m^2, BIA 법)	남성 < 7.0 여성 < 5.7
악력(kg)	남성 < 26 여성 < 18
보행속도(m/초)	≤0.8

ALM: appendicular lean mass, DXA: dual energy X-ray absorptiometry, BIA; bioelectrical impedance analysis

(Liang-Kung Chen, et al.: Sarcopenia in Asia: consensus report of the Asian Working Group for Sarcopenia. J Am Med Dir Assoc. 2014;15(2):95-101. 인용)

* DXA는 X선을 이용한 근육량 측정법. BIA는 미약한 전류로 조직의 전기저항(임피던스)을 측정하여 근육량을 산출하는 방법.

표-8 일본인 노쇠 진단기준 (J-CHS 기준)	
평가항목	J-CHS 기준
체중감소	6개월 간 2kg 이상 체중감소
쉬이 피로함	(최근 2주간) 이유없이 피곤한 것 같은 느낌
평소 보행속도 저하	< 1.0m/초 (측정구간 전후 1m에 보조로를 설치해두고 측정)
악력저하	남성 < 28kg, 여성 < 18kg (주로 사용하는 손)
신체활동량 저하	① 가벼운 운동, 체조를 하고 있습니까? ② 정기적인 운동, 스포츠(농작업 포함)을 하고 있습니까? 이상의 2가지 질문 중 하나라도 '주 1회도 하지 않음'이라고 응답

1~2개 항목에 해당한다면 '전노쇠(pre-frailty)', 3개 항목 이상 만족한다면 '노쇠(frailty)'로 진단한다. 해당 사항이 없을 경우, 'robust(건강)'.
(Satake S, et al.: The revised Japanese version of the Cardiovascular Health Study criteria (revised J-CHS criteria). Geriatr Gerontol Int. 2020;20(10):992-993. 인용)

표준 진단 기준으로 정착될 것으로 예상됩니다(**표-8**). CKD, 특히 앞으로 투석기 환자에 대해서도 이러한 진단 기준을 활용한 평가와 검증이 필요해지게 될 것입니다.

말초동맥질환(PAD) 환자의 경우, 노쇠가 동반되면 혈관내 시술 이후 예후가 나빠지며, 보행 지속률(구지율)이 저하되는 것으로 알려져 있습니다. 또한 근감소증이 있으면 족부 병변의 진행이 빠를 뿐 아니라, 생존율 감소 및 심혈관 사건 발생률 증가 등에도 부정적 영향을 미칠 수 있습니다.

투석 환자 2~3명 중 1명은 노쇠 또는 근감소증을 동반하고 있으며,

이는 생존율 저하나 신규 입원 위험 증가와 밀접하게 연관되어 있는 것으로 알려져 있습니다. 특히 근감소증의 진단 항목 중 '악력 저하'와 '보행 속도 저하'는 신체기능 저하를 반영하며, 이는 근감소증으로의 이행(전구기)과 관련이 깊은 지표로 간주됩니다.

또한 저영양 상태는 PAD의 중증도와도 밀접한 관련이 있습니다. 〈근감소증 진료 가이드라인 2017〉에 따르면, 근감소증 발생의 예방 및 진행 억제를 위해 '적절한 영양 섭취, 특히 단백질을 1.0g/적정 체중 1kg/일 이상 섭취할 것을 권장한다'라 되어 있습니다(근거수준: 낮음, 추천강도: 강). 또한 근감소증의 치료에 관해서는 '필수 아미노산 위주의 보충요법은 무릎 신전근력 개선에 효과가 있다'라 기재되어 있습니다 (근거수준: 매우 낮음, 추천강도: 약).

하지만 투석 환자의 단백질 섭취량은 전반적으로 매우 낮은 경향을 보이며, 특히 75세 이상의 경우, 90% 이상이 1.0g/적정 체중 1kg/일 미만의 단백질만을 섭취하고 있는 것으로 보고됩니다. 또한 투석일에는 비투석일에 비해 단백질 섭취량이 약 20% 감소하는 것으로도 알려져 있습니다. 이러한 단백질 섭취 부족의 주요 원인으로는 다음과 같은 여섯 가지가 지적됩니다.

첫째, 고인산혈증 예방을 위해 인 함량이 높은 단백질 식품의 섭취를 제한하는 식이를 하도록 지도가 이뤄집니다.

둘째, 노화에 따른 식사량 감소가 동반됩니다.

셋째, 투석 치료 과정에서 단백질 누출이 발생합니다.

넷째, 신기능 저하에 따라 근단백 합성을 억제하는 미오스타틴(myostatin)의 발현이 증가합니다.

다섯째, 투석 환자는 만성적인 염증 상태에 놓여 있어, 염증에 따른 단백질 합성 저하가 저영양 상태를 유발합니다.

여섯째, 투석일에는 병원 방문을 위해 외출을 하다 보니, 한 끼 식사를 거르게 되는 경우가 자주 발생합니다.

또한 투석 치료라는 큰 부담감으로 인해 일상생활에 대한 불안과 스트레스가 심화되며, 우울 상태에 빠지는 환자도 적지 않습니다. 이런 환자들은 불면, 의욕 저하, 식욕 부진 등의 증상을 흔히 경험하며, 이로 인해 신체 활동량도 감소하는 경향을 보입니다. 그 결과, 근육량 감소로 이어질 가능성도 높습니다.

현 시점에서는 노쇠 및 근감소증에 대한 확립된 약물 치료법은 존재하지 않습니다. 하지만 그 발생과 진행에는 비타민 D, 칼륨, 엽산, 불용성 식이섬유, 다가불포화지방산 등의 다양한 영양소 결핍이 관련된 것으로 알려져 있어, 투석 환자에서도 과도한 단백 제한을 피하고, 다양한 식재료를 균형 있게 섭취하도록 식이를 지도할 필요가 있습니다.

이처럼 투석 환자의 노쇠와 근감소증을 조기에 평가하고, 영양·식사요법 및 운동개입을 통해 진행을 억제하는 것이 족부 절단을 예방하는 데에도 중요한 치료 전략이 될 수 있습니다. 여기에 한방약 치료도 일조할 것이라 생각합니다.

칼럼 나와 한방약의 만남

저는 고등학교 시절부터 독학으로 한방약이나 침구 관련 서적을 탐독하던, 조금은 특이한 학생이었습니다. 동양의학에는 큰 흥미를 갖고 있었지만, 의사가 된 이후에는 한동안 한방의 세계와는 거리를 두고 지냈습니다.

1990년대 초반, 제가 다녔던 니혼의과대학에는 입학 당시 일본중의학연구회가 활동을 중단한 상태였습니다. 아무도 없는 낡은 동아리방을 찾아갔더니, 오래전 선배들이 남긴 한방약 관련 공부 자료가 가득 남아 있었던 기억이 납니다. 니혼의과대학은 와타나베 주로 선생(1872-1916)과 오쿠다 겐조 선생(1884-1961)을 비롯한 일본 한방의학계의 선구자들, 그리고 메이지·다이쇼 시대의 개업의들을 다수 배출해 온 도쿄의학교 및 세이세이가쿠샤를 모체로 하여, 일본에서 가장 오래된 사립 의과대학 중 하나입니다. 덧붙이자면 세이세이가쿠샤는 동양의학과 서양의학을 모두 열정적으로 가르친 학교였던 것 같습니다.

하지만 졸업 후에도, 당시 대학병원에서는 일부를 제외하고는 한방약을 적극적으로 사용하는 의사가 거의 없었고, 젊은 의사들을 위한 한방약 스터디 모임도 거의 없었습니다.

그 후 근무하게 된 의료기관에서는 수많은 환자들을 진료하면서 서양의학의 한계를 체감하게 되었고, 다시금 한방약을 손에 들기 시작했습니다. 특히, 한방의 대가인 미우라 다츠미 선생과 야마다 히로시 선생의 진료에 배석할 기회를 얻게 되면서, 한방 전문의 자격 취득을 목표로 본격적인 연구 수련의 길에 들어서게 되었습니다.

(와다 켄타로)

CKD 비투석기와 투석기의 기본 플로차트

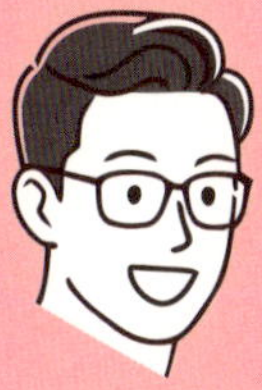

와다 켄타로

"CKD 비투석기와 투석기. 어느 단계이든, 한방치료에 관한 기본적인 사고방식은 동일합니다."

CKD 진단 시

혈압이 높으면

혈압이 높지 않으면

핵심팁

CKD 진단 시에는 원인질환에 대한 특이적 치료와 함께, 레닌-안지오텐신계 억제제를 중심으로 한 혈압 및 단백뇨 조절을 포함한 표준 치료가 병행되어야 합니다. 그러나 이 치료법 만으로는 질환의 진행을 충분히 억제하는 데 한계가 있습니다. 보다 적극적인 대응을 원하는 환자에게는 칠물강하탕 병용을 고려할 수 있으며, 일정 기간 이상 끈기있게 투여(병용)해 볼 필요가 있습니다.

七物降下湯(칠물강하탕) (+黃耆(황기))

칠물강하탕은 혈압 강하 효과와 함께 신장 보호 효과도 기대할 수 있습니다. 황기를 1.5~3g/일 추가하면, 보다 강력한 신장 보호 효과를 기대할 수 있습니다.

防己黃耆湯(방기황기탕) (+黃耆(황기))

혈압이 높지 않다면 방기황기탕도 유효합니다. 황기를 1.5~3g/일 추가하면, 신장 보호 효과를 한층 강화할 수 있습니다.

핵심팁

칠물강하탕과 방기황기탕에 공통으로 포함된 황기는 단독으로도 CKD 환자의 혈청 크레아티닌 농도 상승을 억제하는 작용을 나타내며, 이러한 신장 보호 효과가 최근 여러 연구를 통해 점차 보고되고 있습니다. 오츠카 케이세츠 선생은 칠물강하탕의 적응증으로, 현대의학적 관점에서 CKD에 해당하는 상태, 즉 "단백뇨가 확인되며, 신경화증이 의심되고, 신염에 기인한 고혈압이 동반된 경우"를 들며, 이 경우 칠물강하탕을 적용 가능하다고 언급했습니다.

신체기능저하와 노쇠

에너지 부족

부자를 복용할 수 없는 경우

핵심팁

한방의학에서는 노화에 동반되는 요통, 골다공증, 저림 등의 신체기능 저하 증상을 '신허 (腎虛)'로 설명합니다. 노쇠, 근감소증도 광의의 신허 개념으로 다룰 수 있습니다. 팔미지황환, 우차신기환, 육미환에 공통적으로 포함된 약재인 지황, 산수유, 산약, 택사, 복령, 목단피는 모두 자양 강장 작용을 가집니다.

八味地黃丸 (팔미지황환)

팔미지황환에 우슬과 차전자를 추가한 우차신기환을 사용할 수도 있습니다.

六味丸 (육미환)

부자를 복용하면 위장에 부담을 느끼거나, 가슴 두근거림을 호소하는 환자에게는 팔미지황환에서 부자와 계지를 뺀 육미환을 투여합니다.

핵심팁

부자에는 투구꽃에서 유래한 아코니틴류 독성 대사산물이 포함되어 있습니다. 다만, 한방 엑스제제에 사용되는 부자는 가압·가열 처리(수치)를 거쳐 이 성분이 극히 적은 수준으로 감소되므로, 임상적으로 큰 문제는 거의 발생하지 않습니다. 다만, 교감신경계 자극 작용이 있으므로 부정맥이나 심장질환 환자에게는 사용 시 두근거림 등 자율신경계 이상 유무를 확인하며 경과를 면밀히 관찰해야 합니다.

식욕부진 및 저영양과 노쇠

식욕부진

(식사 시)
바로 포만감, 식후 졸림

핵심팁

CKD 환자의 노쇠 진행을 억제하고, 건강 상태를 안정적으로 유지하기 위해서는 '제대로 먹고', '제대로 운동하며' 그리고 투석 중이라면 '제대로 투석하는 것'이 중요합니다. 특히 CKD 환자에서 식사요법은 치료의 핵심을 이루므로, 식욕부진을 동반한 CKD+노쇠 환자의 경우에는 특별히 단백질 섭취 제한을 완화하는 방향으로 식이 조절을 재검토할 필요가 있습니다.

육군자탕 六君子湯

소화기 질환에 널리 사용되는 육군자탕은 복용이 편하고, 위장 운동을 개선하여 식욕 유지에 도움을 줍니다.

보중익기탕 補中益氣湯

식욕부진뿐만 아니라, 급·만성 피로와 같은 권태감 개선에도 효과가 있습니다.

핵심팁

육군자탕은 소화기 기능저하를 개선하는 사군자탕과 위내 수분 정체를 해소하는 이진탕을 합방한 처방입니다. 위장 운동을 촉진해 오심·구토를 완화하는 작용도 함께 가지고 있습니다. 사실, '식욕부진'이라는 증상 하나만 놓고도 다양한 한방 처방을 사용할 수 있으나, 여기에서는 대표적인 기본 처방들을 위주로 소개했습니다.

정신 · 심리적 노쇠

기력 · 체력 저하

빈혈 동반 시

호흡기 증상 또는
신경증 경향 동반 시

핵심팁

서양의학에서는 '생기가 부족한 상태' 즉 '허약' 상태에 대한 병태 개념이 존재하지 않기 때문에, 노쇠에 대한 약물요법이 없습니다. 반면 한방의학에서는 이러한 상태를 '허증 (虛證)'으로 인식하며, 미병(未病)의 영역으로 다루어 치료해 왔습니다. (전)노쇠 단계에서부터 한방약을 활용하면 간호·간병이 필요한 상태로의 진행을 방지할 수 있고, 건강수명을 연장하며, 의료비 절감 효과도 기대할 수 있습니다.

補中益氣湯 (보중익기탕)

기력과 체력 회복에 도움이 되는 대표 처방으로, 급성 및 만성 피로뿐 아니라 식욕 개선 효과도 기대할 수 있습니다.

十全大補湯 (십전대보탕)

기력·체력 회복과 함께, 빈혈 유사 증상을 포함한 전반적인 허약 증상 개선에 활용됩니다.

人參養榮湯 (인삼양영탕)

기력·체력 저하, 빈혈뿐 아니라, 호흡기증상이나 불면 등 신경증적 양상이 동반될 때 유효합니다.

핵심팁

'삼기제'란 인삼과 황기를 동시에 포함하는 처방군을 의미하며, 일본의 의료용 한방 엑스제제 148종 중 삼기제는 총 10종입니다(보중익기탕, 십전대보탕, 인삼양영탕, 귀비탕, 가미귀비탕, 반하백출천마탕, 청서익기탕, 청심연자음, 대방풍탕, 당귀탕). 어떤 처방을 쓸지 고민될 때는 우선 보중익기탕을 활용해 보는 것이 좋습니다.

고혈압

제1선택약

두통, 두중감 등 동반 시

불면, 초조, 상기감 동반 시

핵심팁

CKD 환자의 혈압 관리는 가이드라인에 따라 기본적으로 양약 치료를 우선으로 합니다. 당뇨병 유무, 단백뇨 동반 여부, 연령 등을 고려하여, 레닌-안지오텐신계(RAS) 억제제를 1차 약제로 사용하며, 필요 시 칼슘 채널차단제 또는 티아지드계 이뇨제를 병용합니다. 그럼에도 목표 혈압에 도달하지 못하는 경우, 2~3제 병용 요법이 권장됩니다.

七物降下湯
칠물강하탕

혈압 강하 작용 외에도, CKD 환자에서는 혈청 크레아티닌 수치 및 요단백 개선 효과가 함께 기대되는 비교적 작용이 부드러운 처방입니다.

釣藤散
조등산

두통, 두중감, 불면, 어지럼을 동반하는 고혈압에 적합합니다.

黃連解毒湯
황련해독탕

불면, 초조, 안면홍조, 상열감 등의 증상이 동반될 때 활용합니다.

핵심팁

CKD 환자의 경우, 혈압의 일중 변동이 크고, 이는 신기능 악화 및 심혈관계 합병증 위험 증가와 관련되어 있습니다. 특히 고령 환자에서는 과도한 혈압 강하나 RAS 억제제 사용에 따른 고칼륨혈증 발생 가능성이 높아, 양약 단독 치료에 어려움이 있을 수 있습니다. 이 때, 고혈압에 동반된 증상을 고려하여 한방약을 병용하는 전략이 유용할 수 있습니다.

혈압강하제 부작용 대책

부종

상열감, 안면홍조

수족냉증 등

핵심팁

예를 들어, 박출률저하심부전(HFrEF) 환자에게 투여되는 베타차단제는 생존율 개선 효과가 입증되어 있어, 가능한 지속적으로 유지하는 것이 권장됩니다. 하지만 베타차단제는 몸을 차갑게 만들어 냉감, 어지럼, 자세불안정 등의 불쾌한 증상을 유발할 수 있습니다. 이때, 부작용을 조절하기 위한 목적으로 한방약을 병용하면 표준 치료를 이어갈 수 있습니다.

五苓散 (오령산)

칼슘채널차단제와 ACE 억제제 사용 시 흔히 발생하는 부종에 사용합니다.

黃連解毒湯 (황련해독탕)

칼슘채널차단제의 부작용으로 발생하는 상열감이나 안면홍조 증상에 사용합니다.

眞武湯 (진무탕)

베타차단제 사용 시 나타날 수 있는 수족냉증, 전신 권태감, 탈력감, 어지럼, 자세불안감 등에 사용합니다.

핵심팁

베타차단제로 인한 부작용 완화 목적의 경우, 한방약 병용이 큰 도움이 됩니다. 예를 들어 진무탕은 신체를 따뜻하게 하는 작용이 있으며, 감초를 함유하지 않아 신질환이나 심혈관질환 환자에게도 비교적 안전하게 사용할 수 있습니다. 이외에도, 칼슘채널차단제나 ACE 억제제 부작용으로 발생하는 부종에는 오령산이, 안면홍조나 상열감이 동반되는 경우에는 황련해독탕이 각각 적합합니다.

저혈압

제1선택약

어지럼, 기립 시
어지럼 동반 시

냉증 동반 시

구역 등 동반 시

핵심팁

투석 환자의 저혈압은 '투석 중 저혈압'과 '만성 저혈압'으로 구분됩니다. 투석 중 체내 수분이 혈관 밖에서 안으로 재분포되는 데 시간이 걸리면, 혈압이 급격히 저하됩니다. 이런 경우에는 건체중(dry weight), 투석 조건, 혈압강하제 사용 여부 등을 재정비할 필요가 있습니다. 저혈압이 지속되면 혈관 접근로(vascular access)의 폐색, 심혈관장애, 허혈성 장염의 유발 인자가 될 수 있으므로 반드시 예방해야만 합니다.

五苓散(오령산)

기립성 저혈압뿐 아니라, 투석 중 또는 투석 후 발생하는 혈압 저하에 사용됩니다. 체내 수분 불균형을 조절하는 작용이 있습니다.

苓桂朮甘湯(영계출감탕)

어지럼, 기립 시 어지럼이 심할 때 사용합니다.

眞武湯(진무탕)

신체를 따뜻하게 하는 작용이 있는 부자를 함유하고 있어, 냉증을 자주 호소하는 CKD 환자에게 유용할 수 있습니다.

半夏白朮天麻湯(반하백출천마탕)

구역 등 소화기 증상이 동반된 저혈압 환자에게 활용합니다. 기력 및 체력 회복에도 기여할 수 있는 삼기제(인삼+황기 함유 한방약) 중 하나입니다.

핵심팁

임상 경험에 따르면, 오령산은 투석 중 체액 재분포(plasma refilling)를 개선하는 데 도움이 될 수 있습니다. 또한 투석과 무관하게 일어나는 만성 저혈압에는 영계출감탕이나 진무탕이 효과적입니다. 특히 진무탕은 부자 함유 처방이므로, 냉증 경향이 있는 저혈압 환자에게 더욱 적합합니다.

두근거림과 부정맥

부정맥

체력저하

장기간 지속되는
인후부 이물감

갱년기 두근거림

핵심팁

심혈관 질환에 한방약을 사용할 때는 먼저 기저 심장질환 유무를 확인해야 합니다. 기저질환이 있으면 서양의학적 치료를 우선하는 것이 원칙입니다. 다만, 원인을 명확히 규명할 수 없는 증상에는 한방약을 사용해야 합니다. 환자 입장에서는 불편한 증상이 한방약으로 개선된다면 좋지 않을까요?

炙甘草湯 (자감초탕)

일반적인 부정맥, 주로 무해성 기외수축 반복 시.

桂枝加龍骨牡蠣湯 (계지가용골모려탕)

체력저하, 신경쇠약, 위장장애가 함께 나타나는 환자에게.

柴朴湯 (시박탕)

두근거림과 함께 지속적인 인후 불편감을 호소하는 환자에게.

加味逍遙散 (가미소요산)

여성 갱년기장애의 증상 중에서도 두근거림이 주된 호소인 경우에.

핵심팁

자감초탕은 고대의 항부정맥약으로 간주될 수 있는 처방입니다. 시박탕은 반하후박탕과 소시호탕을 합방한 처방으로, 서양의학적 원인을 알 수는 없지만, 인후 또는 기관지 부위의 이물감이나 불편감을 호소하는 경우 사용합니다. 한방에서는 이를 '인중자련(咽中炙臠)'이라 표현하며, 반하후박탕을 사용해 왔습니다.

칼럼 한방으로만 CKD를 치료해달라는 환자가 있다면?

CKD는 치료법이 없다고 여겨지던 시기가 있었지만, 최근에는 다양한 근거가 축적된 다학제적 치료 전략을 통해 질환의 진행을 억제할 수 있는 시대가 되었습니다. 그러므로 CKD로 진단되면, 원인 질환에 대한 특이적 치료와 더불어 CKD 전반에 공통되는 표준치료가 함께 시행되어야 합니다. 하지만 CKD는 개입 시점이 늦어질수록 쉽게 불가역적인 신기능 저하로 진행해버리는 질환입니다. 이러한 특성을 이해하지 못한 채 치료를 미루다가 투석 치료에 이르게 되는 경우도 적지 않습니다.

CKD의 기본 치료 전략은 RAS계 억제제를 이용한 혈압 및 단백뇨 조절이며, 최근에는 SGLT2 억제제가 신장과 심혈관계 보호 효과를 보인다는 대규모 임상 시험 결과를 바탕으로, 비당뇨병성 CKD에도 사용되고 있습니다. 이외에도 CKD의 진행 및 합병증 관리를 위해 수분, 전해질, 산염기 평형, 요산, 이상지질혈증, 신성빈혈, 골·미네랄 대사 이상(CKD–MBD)에 대한 적극적인 치료가 필요합니다. 따라서 CKD의 비투석기 단계부터 전신적 관리가 매우 중요합니다.

이러한 다면적 합병증에 대해, 서양의학적 접근이 한계를 보이는 경우도 있으며, 이때 한방의학이 유용한 보완 전략이 될 수 있습니다. 체력이 저하된 고령자나 CKD 환자에게도 한방약은 비교적 안전하게 사용할 수 있습니다. 그렇지만 CKD 치료를 한방약으로만 시행하는 것은 바람직하지 않습니다.

선인의 지혜로 전해 내려온 한방의학과 현대의료의 훌륭한 은혜를 받을 수 있는 시대에 살고 있는 우리는 이 두 가지 의학의 장점을 조화롭게 활용하는 방식으로 CKD 치료를 진행해야 하지 않을까요?

(와다 켄타로)

심부전

목방기탕
木防己湯

기좌호흡, 명치를 눌렀을 때 저항감이나 압통을 호소할 경우 등.

핵심팁

서양의학적 치료가 확립되기 이전에는, 심부전 증상에 대해 목방기탕이 사용되어 왔습니다. 현대에는 심부전 치료에 있어 한방약이 제1선택지는 아니지만, 표준적인 서양의학적 치료를 충분히 시행했음에도 불구하고 일부 심부전 관련 증상이 남아 있는 경우, 한방약 사용을 고려해 볼 수 있습니다.

냉증

혈액순환 저하

저림, 통증

하지 무력감

서혜부 주변 압통

핵심팁

CKD 환자의 경우, 비투석기 단계에서도 말초동맥질환(PAD) 같은 심혈관계 질환의 진행이 동반되는 것이 일반적이며, 이를 '심신 연관성'의 일환으로 해석할 수 있습니다. 냉증 등이 있어 말초순환장애가 의심될 경우, 생리기능 및 영상진단 등을 통해 정확한 진단을 한 뒤, 서양의학적 약물치료를 우선 시행하고 필요 시 경피적 혈관성형술(PTA) 같은 중재적 치료 적용을 고려하면서, 한방약도 사용해봅시다.

桂枝茯苓丸
(계지복령환)

혈액순환이 좋지 않을 경우. 가미소요산도 고려가능.

桂枝加朮附湯
(계지가출부탕)

저림이나 통증이 동반 시.

八味地黃丸
(팔미지황환)

하지 무력감, 냉감을 호소할 경우(대안으로 우차신기환도 활용).

當歸四逆加吳茱萸生薑湯
(당귀사역가오수유생강탕)

서혜부 압통, 단단한 촉진 소견, 혹은 말초동맥질환(PAD)과 관련된 간헐성 파행이 있는 경우.

핵심팁

당귀사역가오수유생강탕은 동맥 폐색성 질환(PAD)에 의한 간헐성 파행뿐 아니라, 척추관협착증에 동반된 간헐성 파행에도 보행 거리를 연장시키는 효과가 보고되어 있습니다. 특히 투석 환자에서는 냉증 호소와 함께 기초 체온 자체가 낮은 경우가 흔히 관찰됩니다. 이 경우에도 한방약(부자 가루를 추가해도 좋음)의 효과를 기대해 볼 수 있습니다.

부종

소변량 감소 및 갈증

무릎 관절에 수종 (물 저류)

발한

핵심팁

CKD 환자에게 나타나는 부종 대부분은 저단백혈증 또는 저알부민혈증을 동반합니다. 심신 연관성에 따라 심부전이 함께 나타나는 경우도 적지 않습니다. 사실 영양공급이 중요하지만, 식사 제한 문제도 있다 보니 좀처럼 해결이 어려운 상황에 놓입니다. 이뇨제, RAS계 억제제, 베타차단제 등의 약물치료 외에, 필요시 체외순환요법(투석, ECUM)이나 복수여과 농축 재정주법(CART) 등의 중재 요법 사용도 고려하게 됩니다.

五苓散(오령산) 또는 柴苓湯(시령탕)

소변량이 줄어들고, 갈증을 심하게 호소하는 경우. 부종 전반에 광범위하게 사용합니다.

防己黃耆湯(방기황기탕)

무릎 관절강 내 물 저류가 의심되는 경우의 부종에 제1선택약입니다.

越婢加朮湯(월비가출탕)

발한을 동반한 경우 적합합니다.

핵심팁

오령산은 체내 수분 대사의 불균형(수액 불균형)을 조절하는 처방입니다. 뇌부종, 흉수, 복수, 사지 부종 등 다양한 부위의 부종에 적용 가능한 한방약입니다. 다만 염증 반응이 동반된 상태에서는 오령산 단독으로 초기 반응이 떨어질 수 있으며, 이러한 경우에는 아급성기 병태로 이행한 것으로 간주하여, 소시호탕을 병용하는 '시령탕'이 보다 적합한 선택지가 될 수 있습니다.

고령자 하지부종

하지부종을 동반한
심부전

부자 · 지황 사용이
어려운 경우

핵심팁

최근 고령 심부전 환자가 증가하고 있으며, 특히 HFpEF 비율이 높아지고 있습니다. HFpEF는 아직 사망률이나 주요 심혈관 사건 발생률을 개선시킬 수 있는 표준 치료법이 부재하며, 가이드라인에서도 '자각증상 완화를 위한 울혈 조절 목적으로 이뇨제 사용'만을 권장하고 있습니다. 하지만 이뇨제는 신기능 악화나 전해질 불균형 같은 부작용 위험이 있어 신중한 접근이 필요합니다.

우 차 신 기 환
牛車腎氣丸

HFpEF(박출률보존심부전)에 동반되는 부종에 제1선택약입니다.

오 령 산
五苓散

우차신기환에 함유된 부자나 지황이 체질적으로 맞지 않는 경우.

핵심팁

심부전 환자에게 사용 가능한 대표적 한방 이수제로는 우차신기환, 목방기탕, 오령산 등이 있습니다. 이 중 우차신기환은 '하지부종을 동반한 고령자 심부전'이라는 임상 상황에 가장 잘 부합하는 처방입니다. 이러한 한방약은 이뇨제와 달리 전해질 이상이나 신기능 저하 같은 부작용이 거의 보고되지 않으므로, 심부전의 표준 치료에 보완적으로 한방약을 병용하면 고령자에게도 보다 안전하고 편안한 치료 옵션이 될 수 있습니다.

CKD 비투석기 환자의 증상별 플로차트

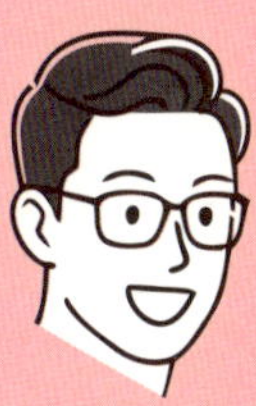

와다 켄타로

신기능 수치나 요검사 결과 등 임상 데이터를 관리하는 것에 그치지 않고, 전신 권태감, 부종, 배뇨장애, 두통, 혈압 상승, 피부 소양증, 소화기 증상, 빈혈 등 CKD 비투석기 환자가 자주 겪는 증상도 한방약 치료를 통해 증상의 완화를 도모할 수 있습니다.

심부전을 동반한 부종

제1선택약

소변량 감소

하지부종

기좌호흡, 명치 압통

핵심팁

오령산은 대표적인 이수제로 아쿠아포린(AQP)을 통한 이뇨작용을 보입니다. AQP3, AQP4, AQP5 활성을 억제합니다. 톨밥탄과 병용 시 집합관 주세포의 AQP 활성을 억제함으로써 관강에서 간질로의 수분 이동(재흡수)을 줄이고, 소변량을 늘립니다. 이를 통해 이뇨제 감량 가능성도 기대해 볼 수 있습니다.

洋藥 (양약)

이뇨제, 톨밥탄 등. 서양의학적 접근이 압도적인 제1선택약입니다. 보조적으로 한방약 병용을 시도합시다.

五苓散 (오령산)

전신 수분 대사 불균형을 조절하는 대표적 이수제로, CKD 급성 악화에 따른 소변량 감소 시에도 활용 가능합니다.

牛車腎氣丸 (우차신기환) 또는 眞武湯 (진무탕)

환자가 우차신기환 복용을 힘들어하면, 진무탕을 쓰면 됩니다.

木防己湯 (목방기탕)

심근 보호 및 항부정맥 효과를 기대하며.

핵심팁

우차신기환은 팔미지황환(노화현상 보완처방)에 우슬, 차전자 같은 이수 작용을 지닌 약재를 추가한 처방입니다. 팔미지황환과 우차신기환에 함유된 계피, 복령, 택사는 오령산의 구성 약재이기도 합니다. 목방기탕의 구성약재인 방기와 석고는 이수작용이 있으며, 방기에는 심근 보호, 항부정맥, 혈관 확장 작용 등도 기대해 볼 수 있습니다.

만성 사구체신염

제1선택약

상기도 감염 반복 시

핵심팁

IgA 신증의 경우, 세포성 반월체 형성을 동반하거나 세포 증식이 심한 상태라면 스테로이드 또는 면역억제제 치료를 시행합니다. 그러나, 이들 약제는 감염 위험, 골다공증 발생 등 부작용이 크며, 이미 경화된 사구체나 간질의 섬유화 진행에는 스테로이드가 효과를 내지 못합니다. 반면, 시령탕은 만성 사구체신염의 요단백감소, 메산지움 세포 외 기질 침착 억제, 간질 섬유화 억제 등의 효과가 있는 것으로 보고되어 있습니다.

시령탕
柴苓湯

시령탕은 소시호탕(시호 포함)과 오령산을 합방한 처방이며, 만성 사구체신염의 제1선택약입니다.

시박탕
柴朴湯

상기도 감염이 반복적으로 나타나는 신염에는 시박탕 장기 투여가 유효합니다.

기본 각종질환 특수 호흡기 소화기 빈혈 신·요로 뇌신경 운동기 정신 이비인후 피부

핵심팁

시령탕에 당귀작약산 또는 팔미지황환을 병용해도 좋습니다. 시박탕은 소시호탕과 반하후박탕의 합방(엄밀히는 생강과 반하가 중복)입니다. 만성 사구체신염 중에서도 IgA 신증 환자에서 상기도 감염이 반복되는 패턴이 자주 관찰되므로, 기관지염 등에 효과를 보이는 시박탕이 주효하는 경우가 많습니다.

신증후군

제1선택약

제2선택약

핵심팁

신증후군의 기본 치료는 단백질과 염분 섭취 제한 등의 식이조절이며, 동반된 고혈압이 있는 경우에는 혈압 조절과 사구체 과여과 상태 완화를 목적으로 RAS계 억제제를 투여합니다. 또한, 응고 항진 상태로 인해 혈전증 발생 위험도 높기 때문에, 필요 시 항응고제 또는 항혈소판제 병용도 실시합니다. 또 다른 기본 치료는 스테로이드와 면역억제제입니다.

柴苓湯 (시령탕)

신염뿐 아니라 신증후군에도 제1선택약입니다.

防已黃耆湯 (방기황기탕)

황기가 포함된 한방약으로 신장 보호 효과가 보고된 바 있습니다.

핵심팁

신증후군의 한방치료에서 제1선택약은 시령탕입니다. 특히 미세변화형 신증후군이나 일부 막성신증의 경우, 알레르기성 기전에 의해 단백뇨가 증가하는 양상이 관찰되며, 스테로이드 치료에 잘 반응하나 감량 과정에서 재발이 빈번하다는 문제가 있습니다. 이런 상황에서 시령탕을 병용하면 관해에 도달하는 기간을 단축하고, 스테로이드 및 면역억제제 감량 효과도 기대할 수 있습니다.

칼럼 보완대체요법을 적용해 볼 수 있는 CKD의 병태

CKD 환자에게는 한방약 외에도 다양한 보완대체요법이 활용되고 있으며, 특히 신장 혈류 감소와 관련된 병태에 이러한 요법들이 유효할 가능성이 있습니다. 예를 들어, 교감신경계 항진 상태나 말초 순환계의 기능적 폐색과 같은 병태에서는 보완대체요법이 비교적 효과적으로 작용할 수 있습니다. 신장은 분당 약 500~1,000mL의 혈류를 공급받으며 이 혈류량을 통해 신기능이 유지됩니다. 신장 내 혈류의 약 90% 이상은 신피질에 분포하며, 주로 사구체여과를 담당합니다. 반면, 신수질은 혈류 분포가 상대적으로 적다 보니 신장 혈류에 장애가 발생할 경우, 사구체여과량 저하 뿐 아니라 신수질 기능저하도 함께 일어나게 됩니다. 사구체여과율은 어느 정도 혈압 변화가 있어도 자율조절 시스템(autoregulation system)에 의해 일정하게 유지되지만, 신수질의 혈류는 자율조절이 약해 혈압변동의 영향을 쉽게 받습니다. 이 때문에 순환부전이 있으면 신장 내부의 혈류분포이상이 발생하여 소변의 희석·농축 기능 저하 및 전해질(특히 나트륨) 배설 이상이 발생할 수 있습니다.

뿐만 아니라, 사구체 혈류가 감소하면 방사구체장치(juxtaglomerular apparatus)에서 레닌 분비가 증가하고, 이는 안지오텐신II 상승으로 이어져 혈압 상승, 사구체 손상, 단백뇨 증가 등 악순환을 초래합니다. 따라서, 신장 내 혈류를 유지하고 순환계의 항상성을 조절하는 방향의 보완대체요법은 CKD 환자의 신기능 보존에 기여할 수 있는 유효한 접근이 될 수 있습니다.

(와다 켄타로)

경화 진행성 CKD

칠 물 강 하 탕
七物降下湯

오츠카 케이세츠 선생이 창제한 처방.
오늘날의 CKD에 해당하는 상태, 곧 '요단백이 검출되며, 신경화증이 의심되고, 신염으로 인한 고혈압이 동반된 상태'가 적응증으로 기술되어 있습니다.

핵심팁

신경화증은 고혈압의 원인이 되기도 하지만, 반대로 당뇨병성 신병증이나 만성 사구체신염이 진행되어 사구체 경화증으로 이행되면 이차적으로 고혈압이 유발되는 경우가 많습니다. 따라서 CKD의 진행 억제와 신장 보호를 위해 혈압 관리가 중요하며, 이 때 RAS계 억제제가 제1선택약으로 사용됩니다. 그러나 약물 반응이 불충분할 경우, 칠물강하탕을 보완적으로 병용하여 혈압 강하 및 신장 보호 효과를 기대해 볼 수 있습니다.

당뇨병성 신병증(DKD) 진행 억제

하지 쇠약이
두드러질 때

혈압 상승

핵심팁

DKD는 일본에서 투석 시작의 가장 흔한 원인 질환으로, 혈당과 지질 조절, 혈압 강하(RAS계 억제제 위주)를 통한 조기 개입이 매우 중요합니다. 이러한 다학제적 치료 접근에 저항성을 보이는 현성 프리알부민뇨 단계에서 이를 극복하는 것이 DKD의 진행을 막고 투석 시작률을 줄이기 위한 핵심 과제입니다. 최근에는 SGLT2 억제제가 DKD를 동반한 CKD 환자에서 신장 예후를 개선하는 약물로 주목받고 있습니다.

八味地黃丸(팔미지황환) 또는 牛車腎氣丸(우차신기환)

두 처방 모두 한방약 중 SGLT2 억제제와 유사한 위치에 해당한다 할 수 있습니다. 신장뿐 아니라 하반신 전체의 쇠약을 개선하는 자양강장제 같은 한방약입니다.

七物降下湯(칠물강하탕)

혈압 강하 효과와 신장 기능 보호 효과를 기대할 수 있는 한방약입니다.

핵심팁

팔미지황환이나 우차신기환과 같은 보신제는, 산화스트레스 조절 작용을 통해 혈당 수치와는 무관하게 DKD 발생 억제에 기여할 수 있다는 보고가 있습니다. 다만, 이미 상당히 진행한 DKD 환자에서 이러한 한방약이 질병 자체를 역전시킬 수 있을지는 여전히 검토가 필요한 부분입니다. 그럼에도 불구하고, 고혈압이 동반된 DKD 환자에게는 칠물강하탕 같은 한방약 병용도 활용 가능한 하나의 선택지가 될 수 있습니다.

투석 중 발생하는 특수 증상에 대한 플로차트

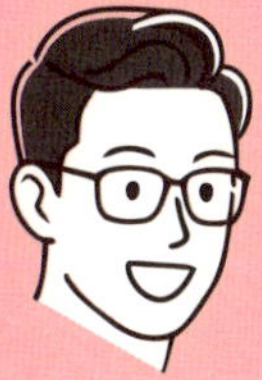

와다 켄타로

신장은 체내 환경 변화에 따라 혈액과 소변의 전해질 농도 및 소변량을 조절함으로써, 전신 수분 및 전해질 항상성을 유지하는 데 중요한 역할을 합니다. 투석이 필요해지는 말기 신부전 단계에서는 이 조절 기능이 소실되며, 체내 수분 균형이 무너져 전신의 수분 분포에 이상이 발생합니다. 그 결과 부종, 흉수, 복수 등 특정 부위에 수분이 편재되는 병태가 흔히 관찰됩니다. 이러한 병태에 수분 대사의 불균형을 조절할 수 있는 한방약(오령산 등)을 활용할 수 있습니다.

투석 중 저혈압

투석 중/후의
컨디션 저하

어지럼, 기립성 실신

핵심팁

투석환자의 저혈압은 크게 '만성 저혈압(상시)'과 '투석 중 저혈압(intradialytic hypotension, IDH)'으로 나뉩니다. 먼저 건체중 설정의 정확서, 투석 조건(속도, 온도), 혈압강하제 병용 여부, 투석 간 체중 증가폭 등을 면밀히 평가 후 조정해야 합니다. 이러한 접근 후에도 증상이 지속된다면, 한방약도 도움이 됩니다. 오령산은 이수제 중 하나로 혈관 내 재충전(plasma refilling) 촉진 작용이 있을 가능성이 제시되었습니다.

五苓散 (오령산)

투석 치료에 동반되는 혈압 저하, 두통, 구역, 구토 등의 증상 예방과 개선에 도움이 됩니다.

眞武湯 (진무탕) 또는 苓桂朮甘湯 (영계출감탕)

투석 치료와 무관하게 발생하는 만성 저혈압에는 이 한방약이 유효합니다.

핵심팁

어지럼이 있으면 오령산 외에 진무탕을 적용할 수 있습니다. 진무탕은 사지 냉증을 자주 호소하는 분들에게도 적합합니다. 또한 기립성 실신(기립 어지럼)이나 두근거림 등이 나타난다면 영계출감탕을 적용합니다. 저혈압을 보이는 투석 환자에게는 이러한 한방약을 정기 복용하게 하거나, 증상 발생 시 간헐적으로 복용하는 방식으로 적용 가능합니다.

칼럼 CKD 비투석기에 효과를 기대해 볼 수 있는 한약재

비투석기 CKD 환자에서는 '황기'와 '대황'의 활용 가능성을 주목할 필요가 있습니다.

우선, 황기의 경우, 황기를 포함한 한방 처방(예: 방기황기탕, 칠물강하탕 등) 또는 고용량 황기 단독 복용(예: 15g/일)을 통해 혈청 크레아티닌 수치가 감소했다는 임상 보고가 다수 존재합니다. 하지만, 혈청 크레아티닌 수치는 감소되더라도 혈청 요산, 칼륨, 인 등 기타 대사인자에는 변화가 없는 경우가 많았고, 크레아티닌 보다 예민한 신장 기능 평가법인 혈청 시스타틴 C(cystatin C)는 측정되어 있지 않아, 이 치료법의 CKD 병태에 대한 작용 기전은 추가로 검토해 볼 필요가 있습니다. 이와 함께, 요단백이나 혈압 같은 신장 기능 예후에 관여하는 임상 지표에 대한 평가도 병행되어야 할 것입니다.

한편, 대황은 온비탕 등 대황을 포함한 한방 처방으로 사용되며, 일부 보고에서는 혈청 요소질소(BUN), 메틸구아니신(methylguanidine) 등의 요독성 물질의 감소 및 자각 증상 개선, 나아가 투석 개시 시점 지연 효과까지 기대할 수 있는 것으로 보고되어 있습니다. 다만, 대황은 강한 사하작용이 있기 때문에 설사 등의 부작용에 유의해야 합니다. 특히, 투석기에 임박한 말기 CKD 환자의 경우, 혈압, 전해질, 체액 상태 등의 전반적인 평가와 관리가 반드시 선행되어야 합니다. 이러한 상태에서 설사로 인한 탈수가 유발되면, 급성 신기능 악화(acute-on-chronic kidney injury, AoCKI)로 이어질 수 있으므로 주의가 필요합니다.

(와다 켄타로)

혈관접근로 기능 이상 (Vascular Access Dysfunction)

계지복령환
桂枝茯苓丸

혈류 정체 및 울혈(어혈)을 개선하는 처방으로 동정맥루(shunt) 기능 이상을 혈류가 원활하지 않은 상태로 보아 치료에 응용할 수 있습니다. 당귀작약산도 비슷한 효과가 있습니다.

핵심팁

이미 발생한 동정맥루(shunt) 폐색의 경우, 혈관 내 중재술 또는 외과적 재건술이 필수적입니다. 한방약은 어디까지나 혈관접근로 기능 이상 발생 예방이라는 관점에서 사용할 수 있으며, 그것도 환자들에게는 매우 중요하다고 생각합니다.

칼럼 CKD 한방 생활관리 지침

- 신체를 차갑게 만들 수 있는 음식은 가능하면 피하도록 합니다.
- 검은콩, 팥, 흑미, 검은깨(흑임자), 목이버섯, 재첩, 해삼 외에도 다시마, 톳, 미역 등 검은색 계열의 해조류나 뿌리채소, 견과류는 신장 보호에 도움이 되는 식재료로 추천됩니다. 한방에서는 검은색 식품이 '신(腎)'을 보호하는 작용이 있다고 보아 왔습니다.
- 단 음식(설탕이 첨가된 커피, 주스, 과자, 과일 등)은 신장 기능에 부담을 줄 수 있으므로 과도한 섭취를 피해야 합니다.
- 신장과 관련된 5개 주요 경혈(용천, 조해, 태계, 대종, 축빈)에 뜸 또는 부드러운 마사지 자극을 시행하는 것도 도움이 됩니다.
- 엄격한 식사요법은 유지하되, 되도록 다양한 식재료를 소량씩, 맛있게 섭취하려는 노력이 필요합니다.
- 음주는 무조건 금하는 것이 아니라, 신기능과 상태에 따라 제한된 범위 내에서 적절히 허용할 수 있습니다.
- 효과가 입증된 양약을 반드시 복용하며(표준치료는 제대로 받으며), 한방약은 이에 병행하여 사용하는 것이 바람직합니다.
- 금연을 실천하고, 하루 30분 이상의 유산소 운동을 꾸준히 합시다.
- 충분한 휴식과 수면 시간을 확보하는 것도 신기능 유지에 필수적입니다.
- 자신의 삶에 대한 희망을 잃지 않도록 긍정적 관점을 유지합시다.
- 작은 행복을 의식적으로 찾아봅시다. 자연과 주변 사람들(가족, 친지)에게 감사의 마음을 전해보세요.

(와다 켄타로)

인지장애로 인한 투석 중 위험행동

抑肝散(억간산)

또는 **抑肝散加陳皮半夏**(억간산가진피반하)

투석 전 1일 1회 투여 정도로 시작합니다.

핵심팁

최근 고령 투석 환자가 증가하면서, 인지장애로 인해 투석 중 의료진 지시에 따르지 않거나, 스스로 혈관접근로(vascular access) 라인을 제거하는 등 위험행동을 보이는 사례가 늘고 있습니다. 억간산은 스스로 라인을 제거하는 행동 같은 위험행동의 병태를 완화하므로, 2차적인 위험행동 예방 효과를 낼 것으로 기대됩니다.

갈증(목 마름, 다음 경향)

다음(多飮) 경향

심한 구강 건조 · 갈증

핵심팁

목 마름은 투석 간 체중 증가의 중요한 원인 중 하나입니다. 원인으로는 타액 분비 기능 저하, 원질환인 당뇨병의 혈당 조절 불량, 약물 부작용, 수분 제한 및 제수(ultrafiltration)에 따른 체내 수분량 감소 등이 있습니다. 투석 중 혈류역학적 안정성을 유지하고, 체중을 적절히 관리하기 위해서는 염분 및 수분 제한이 필수적입니다. 그러나 일부 환자에서는 이것이 갈증으로 이어져 매우 힘든 고통의 원인이 되기도 합니다.

오 령 산
五苓散

염분 및 수분 제한 지도를 충분히 했음에도 불구하고, 투석 간 체중 증가가 과도하고 자기 관리가 어려운 환자 대상.

백 호 가 인 삼 탕
白虎加人蔘湯

갈증이 심하여 일상생활에 지장이 줄 정도인 경우, 특히 당뇨병 환자에서 나타나는 갈증에도 자주 사용됩니다.

핵심팁

일반적인 갈증에는 오령산도 도움이 되지만, 심한 경우에는 백호가인삼탕이 보다 유효합니다. 오령산, 시령탕 등 수분 대사를 조절하는 이수제에는 삼투압 세트포인트(set point)를 조정하여, 중추성 갈증 자극을 억제하는 작용이 있다는 보고가 있습니다.

칼럼 부자 장기투여는 안전한가요?

저는 과거 소량의 아코니틴(aconitine, 부자(附子)에 함유된 독성 성분)을 '수치(修治, 독성 경감 처리)'를 거친 상태에서 장기간 동물에게 장기 투여하면, 시간이 지남에 따라 그 독성(특히 치명적 부정맥을 유발하는 주로 심장 독성)이 점차 완화될 수 있다는 것을 보고한 바 있습니다(Wada K, et al. 2006). 강력한 독성을 가진 아코니틴계 알칼로이드(aconitine alkaloids)를 극소량 투여한 동물실험에서, 일부 개체는 급성기 독성 반응으로 급사했지만, 반복 투여를 견뎌낸(생존한) 개체에서는 시간이 경과함에 따라 급성 중독 증상이 점점 경미해지는 경향이 관찰되었습니다.

역사적으로도, 부자를 함유한 한방약을 복용한 환자에서 두근거림 등 부자 특유의 자각증상이 초기에 나타나다가, 복용을 지속하면 점차 이러한 증상이 사라진다는 기록이 남아 있습니다. 물론, 과거 기술적 문제로 수치 과정이 불충분했을 가능성이 있으므로, 이러한 기록을 그대로 일반화할 수는 없지만, 제 연구 결과와 비교해 생각해 보면 흥미로운 시사점이 있습니다.

물론, 현재 한방 제제에 사용되는 부자는 철저히 수치 과정을 거쳐 독성 성분 함량이 최소화되어 있습니다. 따라서 통상적인 한방 엑스제제 복용 시 부자 독성으로 인한 심각한 부작용 발생 위험은 극히 낮습니다. 저 역시 임상에서 다수의 환자에게 부자 함유 한방약, 심지어 부자 가루를 2배 용량으로 처방해 본 경험이 있으나, 현재까지 임상적으로 의미 있는 부작용은 발생한 적이 없습니다.

(와다 켄타로)

만성신장병 골-미네랄 대사 이상(CKD-MBD), 투석골증, 아밀로이드증에 의한 통증

시 령 탕
柴苓湯

진통 작용과 부종 개선 작용을 동시에 가지고 있는 처방.

핵심팁

투석 환자에서 발생하는 골·관절 증상에는 양방 약물 요법, β_2-마이크로글로불린 흡착 컬럼 치료 병용, 재활치료, 온열·물리치료, 수술 등이 시행됩니다. 다만 이러한 방법들은 대증적 치료에 머무르며, 환자의 생존율과 삶의 질(QOL)을 저하시키는 주요 요인이 됩니다. 시령탕에 함유된 시호는 '천연 스테로이드'라고 불리며, 항염·진통 작용이 있는 것으로 알려져 있습니다.

복막투석환자의 피낭성 복막경화증 (Encapsulating Peritoneal Sclerosis, EPS)

염증이 동반된 경우

염증이 경미한 경우

핵심팁

EPS는 복막투석의 장기 합병증 중 가장 치명적인 질환 중 하나입니다. 복막투석을 지속하면서 복막의 장기적 손상과 섬유화가 진행되면서, 장측 복막이 유착되고 피브린을 주성분으로 한 염증성 피막에 장관이 둘러 싸입니다. 이로 인해 장관 연동운동이 현저히 저하되고, 진행 시 장 유착과 장폐색이 발생할 수 있습니다. 그 결과 구토, 복통 등과 함께 장관 운동 저하로 인한 변비 또는 장폐색이 발생하게 됩니다.

柴苓湯
(시령탕)

소화기 증상 완화에 도움이 됩니다.

五苓散
(오령산)

증상이 경미할 때 오령산도 고려할 수 있는 선택지입니다.

핵심팁

EPS의 표준 치료에는 절식 및 중심정맥영양(TPN)을 통한 장관 안정, 스테로이드요법, 개복 유착박리술 등이 포함됩니다. 이때 복막섬유화 억제, 항염증, 소화기 증상(EPS 초기증상인 구역, 구토, 설사 등의 위장염증상=시령탕의 보험 적응증에는 위장염이 포함되어 있음) 개선을 목적으로 시령탕의 효과를 기대해 볼 수 있습니다. 다만, 절식 관리가 필요한 중증 EPS 환자에서는 복용이 어려울 수 있습니다.

CKD 비투석기 및 투석기 환자를 위한 일차진료 플로차트

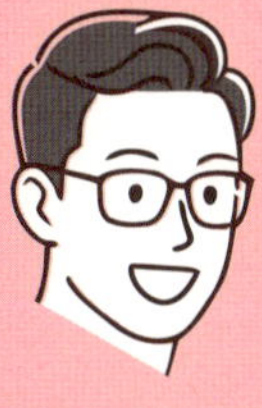

와다 켄타로

CKD 비투석기 또는 투석기 환자는, 일반적인 만성질환 관리부터 말기 단계의 완화의료케어에 이르기까지 매우 다양한 증상과 합병증 상황에 직면하게 됩니다. 이는 신장내과 진료 중에서도 '궁극의 일차의료'라고도 불릴 만큼 광범위한 접근이 요구되는 영역입니다. 한방약은 이런 진료 환경에서 큰 위력을 발휘합니다.

감기(급성기)

발한 없음+사지 냉증

발한 있음+신체 통증

허약

핵심팁

투석 환자 중에는 1년 내내 감기에 걸려 있는 환자도 많습니다. 이 환자군의 감기 초기단계에서 마황탕이나 갈근탕을 사용하면, 발한이 과도하게 유도되어 체력 소모가 심해지고, 회복이 지연될 수 있습니다. 따라서 마황을 함유하지 않은 부드러운 한방약을 우선 활용합니다.

마 황 부 자 세 신 탕

麻黃附子細辛湯

발한을 동반하지 않고 사지에 냉감을 호소하는 환자의 감기 초기 증상에 사용합니다. 마황을 함유하고 있으나, 예외적으로 체력이 저하된 환자에게도 적용 가능.

계 지 탕

桂枝湯

발한과 전신 신체통을 호소하며, 체력이 저하된 환자의 감기 초기 증상에.

향 소 산

香蘇散

위장 기능 저하와 식욕 부진이 있는 환자의 감기 초기 증상에.

핵심팁

계지탕과 향소산은 마황을 함유하지 않으므로, 특히 허약한 환자에게 적합합니다(마황에는 에페드린이 함유됨). 감기 초기 시점에서 진료를 받는 환자는 사실 많지 않으며, 증상이 진행된 경우에는 마황부자세신탕과 계지탕의 병용, 또는 시호계지탕 단독 투여을 3일 정도 시행합니다. 임상 경험상, 환자분들이 가장 선호하는 처방은 향소산입니다.

감기(아급성기)

기침

위장 허약

두통+기침

핵심팁

감기 증상이 며칠 이상 지속되면, 시호계지탕이나 삼소음 등으로 변경합니다. 투석 환자처럼 감염에 취약하고, 1년 내내 감기에 걸려 있는 경우에는 한방약 치료의 효과를 기대해 볼만 합니다. 임상 경험상, 장기 처방 빈도가 높은 것은 시호계지탕입니다.

柴胡桂枝湯 (시호계지탕)

기침과 객담을 호소하는 아급성기 감기 증상의 제1선택약(장기화되면, 급성기 단계에서 사용하던 마황부자세신탕에서 변경).

蔘蘇飮 (삼소음)

위장 기능이 약하며 기침·객담을 호소하는 아급성기 감기 증상에 적용(장기화되면, 급성기 단계에서 사용하던 향소산에서 변경).

竹茹溫膽湯 (죽여온담탕)

두통, 기침, 입면곤란을 동반한 아급성기 감기 증상에 적합.

핵심팁

시호계지탕은 계지탕에 소시호탕을 합방한 것으로, 소시호탕보다 체력이 더 약한 환자에게 적합합니다. 한방약의 명칭에 '탕'이 붙은 것은 원래 달여 복용하는 형태, '산'이라 붙은 것은 약재 그대로를 분말화하여 물에 타 복용하는 형태, '환'은 약액을 농축·건조 후 밀납 등으로 고형화한 형태로 만든 것을 의미합니다.

감기(만성기)

전신 권태감

농성 객담

장기화+미열

장기화+설사

핵심팁

CKD, 특히 투석환자는 고령 환자가 많아 면역 기능이 저하된 '이감염 숙주(opportunistic host)'에 해당합니다. 이 환자군에서 발생한 감기(호흡기 감염)는 중증화 위험이 높으며, 항균제 치료에도 난치성으로 장기화되는 경우가 흔합니다. 이는 생존율에 중대한 영향을 미칠 수 있습니다.

補中益氣湯(보중익기탕) 또는 人蔘養榮湯(인삼양영탕)

전신 권태감과 식욕 부진을 호소하는 만성 감기 증상의 제1선택약입니다.

淸肺湯(청폐탕)

농성 객담이 오래 지속될 경우.

滋陰降下湯(자음강하탕)

감기 증상이 장기화되면서 미열, 기침, 체력 저하, 탈수 경향을 보일 때.

眞武湯(진무탕)

감기 증상이 장기화되며 설사와 사지 냉감을 호소하는 경우.

핵심팁

보중익기탕은 면역력 증강 작용이 보고된 처방으로, 양약 치료 후에도 회복이 지연되는 환자에게 추가로 투여할 수 있습니다. 니미 마사노리 선생은 보중익기탕의 사전 복용이 신종 인플루엔자 예방효과를 나타냈다는 임상 연구를 BMJ에 보고한 바 있습니다. 감기 역시 독감과 유사한 급성 열성 질환으로 볼 수 있으므로, 예방적 투여를 고려할 가치가 있습니다.

목 이물감

목 이물감

반하후박탕 무효 시

우울 경향

핵심팁

인두·후두·식도에 구조적 이상이 없는 상태에서 목에 뭔가 걸린 것 같은 느낌이 든다는 호소를 일상진료현장에서 자주 만나게 됩니다. 한방에서는 이를 '인중자련(咽中炙臠)', 곧 '목 속에 구운 고기가 붙어 있는 듯한 느낌'으로 묘사합니다. 매실의 씨가 목에 걸린 듯하는 느낌에 빗대어 '매핵기'라고도 표현합니다.

반하후박탕 半夏厚朴湯

인두, 후두, 식도에 기질적 이상이 없는데도 목에 이물감이 있는 경우 사용합니다.

영계출감탕 苓桂朮甘湯

반하후박탕 복용에도 증상 개선이 없으면, 영계출감탕을 고려합니다.

가미귀비탕 加味歸脾湯

목 이물감의 배경에 울적한 기분이 있는 경우에 적합합니다.

핵심팁

반하후박탕이 효과가 미흡할 경우 어지럼에 자주 활용되는 영계출감탕 사용을 시도해 봐도 좋습니다. 정신적 긴장·우울감이 배경에 있는 경우도 많기 때문에 삼기제인 가미귀비탕이 유효할 수도 있습니다.

기침

마른기침(헛기침)

농성 기침

핵심팁

맥문동탕은 기도 점막에 윤기를 공급해 가래 배출을 도와, 마른기침 빈도를 줄이는 효과가 있습니다. 유사하게 기침에 자주 쓰이는 마행감석탕은 '마황'을 함유하고 있어, 체력이 저하된 경우가 많은 CKD 비투석기 및 투석기 환자에게는 맥문동탕이 더 안전한 선택일 수 있습니다.

麥門冬湯(맥문동탕)

주된 증상이 마른기침일 때, 폭넓게 사용합니다.

淸肺湯(청폐탕)

장기간 지속되는 농성 객담을 동반한 기침에 사용합니다.

핵심팁

장기간 지속되는 기침과 객담에는 청폐탕을 지속적으로 사용합니다. 삼기제인 인삼양영탕도 호흡기 증상이 있는 허약 환자나 권태감이 심한 환자가 장기 복용하는 경우가 많습니다. 증상이 장기화된 경우, 시호 함유 한방약(시호제)을 병용하는 전략도 있습니다. 예를 들어, 시호제 중 하나인 보중익기탕과 맥문동탕을 병용하는 것도 좋은 접근법입니다.

기관지천식(기침 증상이 심할 때)

격한 기침

천식체질

마른기침

핵심팁

기관지천식 치료의 기본은 흡입 스테로이드(inhaled corticosteroid, ICS)를 중심으로 한 약물요법이며, 금연, 항원(알레르겐) 회피, 감염 예방이 필수입니다. 여기에 병용하기 좋은 한방약으로는 마행감석탕, 시박탕, 맥문동탕, 마황부자세신탕, 반하후박탕 등이 있습니다. 마황 함유 처방은 급성기 증상 완화, 시호 함유 처방은 체질 개선 목적으로 사용합니다.

麻杏甘石湯 (마행감석탕)

급성 악화 시 격한 기침 등의 호흡기 증상이 있을 때. 단기간 사용하며 증상 완화를 목표로 합니다.

柴朴湯 (시박탕)

소시호탕과 반하후박탕을 합방한 처방으로, 마황을 복용할 수 없는 환자나 천식 체질 개선이 필요한 경우 적합합니다.

麥門冬湯 (맥문동탕)

마른기침, 호흡곤란이 두드러지면서, 마황 복용이 어려운 환자에게.

핵심팁

'마황(에페드린 함유)'을 함유한 마행감석탕이나 마황부자세신탕을 투여할 때, 환자가 β_2-작용제(기관지확장제), 갑상선 호르몬제, 모노아민산화효소억제제(MAOI) 등을 복용 중인지 확인해야 합니다. 이들 약물과 병용 시 교감신경 자극 작용이 과도해져 두근거림, 오심, 불면, 불안 등의 부작용이 발생할 위험이 높아지므로 주의가 필요합니다.

기관지천식(기타 상황)

고령자

수양성 콧물

핵심팁

마황부자세신탕은 '마황탕'의 노쇠 버전입니다. 마황이 함유되어 일견 단단한 타입, 체력이 좋은 사람에게 적합한 한방약 같아 보이지만, 신체를 따뜻하게 하는 작용을 가진 부자도 함유되어 있어 약간 허약한 환자도 무리 없이 복용할 수 있습니다. 부자가 마황이 유발할 수 있는 불편감 경감에 한 역할을 담당하고 있을 가능성도 있습니다.

麻黃附子細辛湯
마황부자세신탕

고령자, 허약자 위주로 널리 활용.

苓甘薑味辛夏仁湯
영감강미신하인탕

기침, 수양성 콧물, 객담이 있을 때, 특히 관해기에 들어간 후에도 유지요법으로 사용합니다.

핵심팁

영감강미신하인탕은 '소청룡탕'의 노쇠 버전입니다. 영감강미신하인탕에는 마황이 함유되어 있지 않아 허약한 환자에게도 쉽게 사용할 수 있으며, 소청룡탕 적응증처럼 수양성 객담을 동반한 천식 증상에도 효과를 냅니다. 하지만, 마황을 과도하게 무서워 할 필요는 없습니다. 마황 복용 시 혈압이 오를 수도 있음을 염두해두고, 단기간, 적절한 용량으로 사용한다면 대부분 안전하며 문제되지 않습니다.

감염증 합병에 따른 급성악화 예방

補中益氣湯(보중익기탕)

보중익기탕은 간접적으로 신부전·심부전의 급성 악화를 예방할 수 있습니다.

핵심팁

세균 감염이 발생하면 반드시 적절한 항균제 치료가 필요합니다. 또한 인플루엔자, 폐렴구균, 신종코로나바이러스 감염증에 대해서는 백신 접종이 중요합니다. 감염증 합병은 CKD 및 심부전의 급성 악화에 있어 중요한 위험 인자입니다. 보중익기탕은 전통적으로 기력 회복과 면역 조절 작용이 보고된 처방으로, 감염 유행 시기 전에 복용을 시작하면, 감염으로 인한 질환 악화 위험을 줄이는데 도움이 될 수 있습니다.

신종코로나바이러스 감염증 백신 접종 후 상지 통증

치타박일방
治打撲一方

근육주사 부위의 통증과 부종을 타박상(멍) 또는 혈종과 유사한 병태로 보고, 치타박일방을 처방합니다.

핵심팁

일본에서는 오랫동안 예방접종을 피하주사 방식으로 시행했으나, 신종코로나바이러스 감염증 백신은 근육주사로 진행합니다. 이에 따라 접종 부위의 통증, 발열 등의 국소 및 전신 반응이 흔히 나타나지만, 대부분 시간이 지나면 자연스레 개선됩니다. 하지만 일부 환자는 아세트아미노펜, NSAIDs 등의 소염진통제 사용이 금기이거나 제한될 수 있습니다. 이러한 경우, 한방약을 사용해 보도록 합시다.

급성위염, 위통

가슴쓰림

위통

핵심팁

급성위염, 과식 등으로 상복부 불편감과 통증이 있을 때는 반하사심탕, 황련해독탕 등 황금·황련을 함유한 사심탕 계열이 제1선택약입니다. 특히, 위통이 심할 때는 안중산이나 인삼탕을 적용해야 합니다.

반하사심탕
半夏瀉心湯

가슴쓰림과 명치 답답함·팽만감 호소가 심할 때.

안중산
安中散

명치를 중심으로 위통이 뚜렷할 때 적용합니다.

인삼탕
人蔘湯

체력저하가 두드러질 때는 인삼탕도 좋습니다.

핵심팁

반하사심탕은 체질에 크게 구애받지 않고 광범위하게 사용할 수 있습니다. '카레를 먹으면 항상 위 불편감을 느끼는데…'와 같은 호소가 있을 때 아주 적절합니다. 반하사심탕의 쓴맛 탓에 복용이 어려운 경우나, 체력이 약한 환자에서는 안중산 또는 인삼탕을 대용으로 사용합니다.

만성위염, 위통

가슴쓰림

위통

식욕부진

핵심팁

만성위염 치료의 기본은 급성위염과 동일합니다. 다만, 증상이 장기간 지속되는 경우, 육군자탕을 자주 사용하지만, 사실 위통 완화에는 안중산이나 인삼탕이 더 적합합니다.

半夏瀉心湯 (반하사심탕)

가슴쓰림과 명치 팽만감·불편감이 주 증상일 때.

安中散 (안중산)

또는 人蔘湯 (인삼탕)

명치 위주의 위통이 뚜렷할 때, 인삼탕도 괜찮습니다.

六君子湯 (육군자탕)

장기화되면서 식욕부진이 심할 때.

핵심팁

가슴쓰림, 식욕부진, 위통 등의 증상은 위염뿐 아니라 위궤양이나 위암에서도 나타날 수있습니다. 따라서 증상이 장기화되면 내시경 검사 등도 고려해봅시다. 양방에서는, 소화성 궤양 치료제, 위장관 운동 촉진제 등을 사용합니다. 이러한 표준치료에도 호전이 미흡하면, 한방약을 활용한 치료를 고려합니다. 특히, 소화·흡수(비위) 기능 개선을 목적으로 육군자탕이나 보중익기탕을 사용할 수 있습니다.

위궤양 · 십이지장궤양 (급성기)

제1선택약

가슴쓰림

발작성 통증

역류 식도염

핵심팁

프로톤펌프억제제(PPI)나 H_2 수용체 차단제를 우선 적용합니다. 또한 궤양이 의심되면 적극적으로 내시경검사를 시행해 악성 종양을 감별하는 것이 중요합니다. 이러한 조치에도 충분한 효과를 얻을 수 없다면, 한방약을 병용해 추가적인 완화 효과를 기대할 수 있습니다.

柴胡桂枝湯(시호계지탕) 또는 四逆散(사역산)

소화성 궤양 전반에 폭넓게 사용 가능합니다.

安中散(안중산)

가슴쓰림과 상복부의 둔한 통증을 동반한 경우 사용합니다.

芍藥甘草湯(작약감초탕)

간헐적으로 발작성의 격심한 통증을 호소할 때 사용합니다.

半夏瀉心湯(반하사심탕)

역류 식도염 증상이 동반된 경우 사용합니다.

핵심팁

상부 소화관 궤양에 동반된 복통의 제1선택약은 시호계지탕과 사역산입니다. 시호 함유 한방약이 적합한 환자의 경우, 진료 시 양측 계늑부를 손가락 끝으로 눌렀을 때 통증을 느끼는(흉협고만) 경우가 많습니다. 둔한 통증에는 안중산, 발작성의 격심한 통증에는 작약감초탕을 선택합니다.

칼럼 한방은 '중용'을 추구한다

대부분의 신장질환은 면역 시스템 이상과 깊이 관련되어 있습니다. 면역 시스템은 '자기'와 '비자기'를 구분하여, 비자기로부터 신체를 보호하는 방어 구조입니다. 이 면역 시스템이 적절히 작동하지 않는 상태를 세 가지로 구분할 수 있습니다.

첫째, 면역저하 상태입니다. 감염, 악성종양(암) 발생 등과 관련된 상태입니다. 저하된 면역을 높이는 대표적인 치료제는 면역관문억제제(Immune checkpoint inhibitor)입니다.

둘째, 면역항진 상태입니다. 알레르기, 결합조직질환, 신염 발생 등과 같이 면역 반응이 과도하거나 폭주하는 상태입니다. 이를 조절·억제하는 대표적인 치료제가 스테로이드제입니다.

셋째, 면역혼탁 상태입니다. 체내 면역 시스템 전체가 전반적으로 저하되거나 항진되는 경우는 드물며, 대부분 일부는 저하, 일부는 항진 상태가 혼재합니다. 이러한 경우 면역저하와 면역항진 양쪽의 질환이 모두 발병할 수 있습니다. 노화 역시 면역혼탁 상태의 한 예입니다. 면역혼탁 상태에서는 감염 등 면역저하 관련 질환에 쉽게 발생할 뿐 아니라, 면역과잉 반응으로 인한 결합조직질환이 쉽게 동반되게 됩니다. 이때, 면역 기능을 균형잡힌 '중용' 상태로 회복시키는 것이 중요합니다. 대표적인 예가 오령산입니다. 오령산은 체내 수분이 과도하면 이뇨 작용을 발휘하고, 탈수 상태이면 소변량을 줄여 체내 수분을 유지하는 양면적 작용을 보입니다. 이처럼 상황에 따라 방향을 달리하는 조절 능력은 현대 서양의학의 그 어떤 치료제도 구현하지 못하는 특징입니다.

(와다 켄타로)

육군자탕
六君子湯

소화성궤양 만성기에 폭넓게 사용할 수 있습니다.

핵심팁

체력 충실 여부에 관계없이 육군자탕을 처방하면 대부분 맛있다고들 말합니다. 하지만 간혹 입에 맞지 않다고 하는 분들이 있는데, 그럴 때는 사군자탕으로 변경할 수 있습니다. 또한 이전에는 맛있게 복용했던 육군자탕이 갑자기 맛없게 느껴진다면, 체질 변화나 병태 변화가 진행된 신호일 수 있습니다. 이때는 다른 처방으로 변경하거나 복용을 중단하는 것을 고려해야 합니다.

구역, 구토 1

소변량 감소

위장허약

소화기 증상
+두통 · 냉감

핵심팁

오령산은 갈증과 소변량이 감소하고, 얼굴도 이유 없이 부을 때, 또한 숙취 같은 증상이 있을 때 유효합니다. 노로바이러스 등 같은 감염성 위장염으로 구토·설사 증상이 심할 때도 유효합니다. 탈수 경향이 있을 때는 수분을 신체에 보존하는 방향으로 부종, 흉수 저류 등 수분저류 경향이 있을 때는 체외로 수분을 배설시키는 작용을 보입니다.

五苓散 (오령산)

소변량이 감소하고 갈증을 동반한 경우에.

六君子湯 (육군자탕)

평소 위장 기능이 약하고, 식욕부진이 있는 경우. 사군자탕으로 대체해도 괜찮습니다.

吳茱萸湯 (오수유탕)

소화기 증상에 두통과 냉감을 동반한 경우.

핵심팁

오수유탕은 편두통에도 자주 사용됩니다. 맛이 강한 편이지만, 딱 맞는 환자는 맛이 괜찮아 어렵지 않게 복용할 수 있는 것 같습니다. 두통에 동반된 구역, 구토 등에도 효과가 있습니다. 소반하가복령탕의 보험 적응증에는 '입덧'이 들어 있으며, 구역, 구토에 효과가 있습니다. 한방약을 따뜻한 물에 녹인 뒤, 차갑게 식혀 여러차례, 조금씩 나눠 마시도록 추천합니다.

구역, 구토 2

불안감+목 불편감

명치 진수음

핵심팁

위식도역류증상에 동반된 구역, 구토 증상에는 프로톤펌프억제제(PPI)나 H2 수용체 차단제 등을 자주 사용하는데, 그것 만으로는 개선되지 않고, 목 불편감을 호소하는 분들도 많습니다. 불안감을 호소하거나, 우울 양상의 증상이 종종 일어나기도 합니다. 이때, 반하후박탕이 효과적일 수 있습니다.

半夏瀉心湯 (반하사심탕)

소화기 증상과 함께 불안감, 인후·후두부의 불편감을 호소할 때.

小半夏加茯苓湯 (소반하가복령탕)

명치를 타진했을 때 '참방참방'거리는 느낌(진수음)이 있는 경우.

핵심팁

소반하가복령탕은 원래 임신 시 입덧 특효약입니다. '냉복'이 기본이므로, 따뜻한 물에 녹인 뒤 냉장고에서 식혀, 소량씩 천천히 나눠 복용하는 것을 추천합니다. 양방 진토제 사용이 어렵거나 효과가 불충분할 때, 병용 또는 단독 요법으로 고려할 수 있습니다.

과민대장증후군

설사형

변비형

혼합형

핵심팁

과민대장증후군을 3가지 유형(설사형, 변비형, 혼합형)으로 분류하여, 각 유형에 맞춰 처방을 선택합니다. 기본 치료는 양방 약물이지만, 한방약을 병용해 증상 조절 효과를 높일 수 있습니다. 복통이 극심한 경우라면 작약감초탕을 필요 시 단기 병용하는 방식으로 사용해도 좋습니다.

半夏瀉心湯 (반하사심탕)

설사형 과민대장증후군에 사용합니다.

桂枝加芍藥大黃湯 (계지가작약대황탕)

대황을 함유하여 완하 작용이 있기 때문에 변비형 과민대장증후군에 사용합니다.

桂枝加芍藥湯 (계지가작약탕)

설사, 변비 혼합형 과민대장증후군에 사용합니다.

핵심팁

계지가작약탕은 원래 허약자 감기약인 계지탕에서 작약 함량을 1.5배로 늘린 것으로, 복부 긴장 완화와 복통 완화에 잘 듣습니다. 여기에 대황을 추가하면 계지가작약대황탕되어 변비 개선효과가 더해집니다. 단순 약재 증감만으로도 적응증이 감기에서 소화기 질환으로 확장되는 것이 매우 흥미롭고, 한방의 심오함을 느끼게 합니다.

칼럼 기대를 가지게 하는 약재 '괴이(Trametes robiniophila Murr)'

중국에서는 1992년부터 괴이(Trametes robiniophila Murr) 균사체 추출물을 원료로 한 항암신약을 사용하고 있습니다. 간암, 유방암, 위암, 대장암, 전립선암, 섬유육종, 자궁경부암, 난소암, 흑색종, IgA 신병증 등 다양한 질환에서 괴이의 효능이 보고되고 있어 기대가 높아지고 있습니다.

예를 들어, 2018년 1,000례 규모의 간암 수술 후 환자를 대상으로 한 무작위배정 비교시험에서, 괴이를 복용한 군은 비복용군 대비 96주 시점 무재발 생존율에서 유의한 개선을 보였습니다(Qian Chen, et al. Gut, 2018;67:11, 2006–2016). 일부 보고에서는 괴이가 분자표적치료제인 솔라페닙(Sorafenib) 보다도 우수한 효과를 나타냈다고 합니다.

IgA 신병증 환자에 대한 전향적 무작위 비교시험 보고도 있습니다. 병리학적으로 IgA 신병증으로 진단되었고, 단백뇨(2g/일 이하) 또는 혈뇨를 보이는 성인 45명을 대상으로 HQH과립(괴이+구기자+황정 배합)을 12주간 투여한 군과 비투여군을 비교하여 단백뇨와 혈뇨 관해율을 평가했습니다(Lei–Ting Li, et al. J Formos Med Assoc, 2013;112:12, 766–772). HQH 과립투여군에서는 비투여군에 비해 요단백 배설량과 혈뇨 정도가 유의하게 감소, 개선되었고, 요단백과 혈뇨 완전 관해율이 유의하게 높았습니다. 특히, 신장 예후에 영향을 미치는 인자인 요단백이 관해된 수가 많았다는 것은 주목할 만합니다.

(와다 켄타로)

목마른 느낌

白虎加人蔘湯 (백호가인삼탕)

CKD가 진행하여 자가 배뇨량이 감소했음에도 갈증이 심해 음수 제한을 지키기 어려운 환자에게 적용할 수 있습니다.
무의식적으로 물을 많이 마셔 투석 간 체중 증가가 과도해진 경우에도 고려할 수 있는 처방입니다.

핵심팁

신부전 진행으로 소변량이 줄어들면 체내 수분 저류로 인해 부종과 체중 증가가 발생합니다. 비투석 환자의 경우 심부전, 흉수 저류 등이 문제가 되며, 투석 환자의 경우 투석 간 체중 증가폭이 커져 예정 시간 내 제수(ultrafiltration)를 달성하기 어려워집니다(제수곤란). 백호가인삼탕에는 갈증 완화 작용이 있습니다.

구내염 · 아프타성 구내염

위염

위장 허약

중증

만성화

핵심팁

구내염이 심할 때 길경탕을 복용하면서, 매 식전 반하사심탕을 병용하면 효과가 좋습니다. 길경탕은 따뜻한 물에 녹인 뒤 냉장 보관하여 식힌 뒤, 가글하듯 천천히 삼켜 복용하면 복용도 편하고, 구내염이나 편도염에도 좋은 효과를 냅니다.

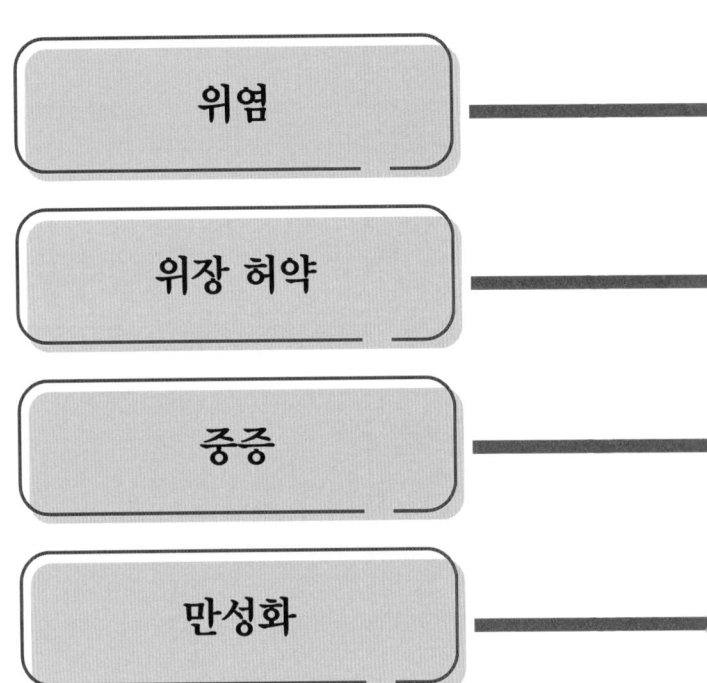

반 하 사 심 탕

半夏瀉心湯

구내염뿐 아니라 위염, 상복부 불편감이 동반될 때.

육 군 자 탕

六君子湯

위장이 약하고 피로·권태감이 심한 환자에게.

길 경 탕

桔梗湯

비교적 중증으로 심하게 깊이 파인 아프타가 확인되는 경우.

온 청 음

溫清飮

만성화된 경우(예: 베체트병 등).

핵심팁

구내염이 잘 재발하는 환자는 구강 위생 관리를 철저히 해야 합니다. 덱사메타손, 트리암시놀론 등의 국소 스테로이드 제제를 도포하거나, 길경탕 가글요법처럼 레바미피드 300mg을 100mL 물에 녹여 가글 후 삼키는 방법도 유효합니다. 또한 알로프리놀롤 100mg을 30mL 물에 녹여 가글하는 방법도 고려할 수 있습니다.

설사(급성)

오 령 산
五苓散

일반적인 설사 증상의 제1선택약. 반하사심탕도 활용 가능합니다.

핵심팁

감염성 위장염에 동반된 설사에는 지사제 사용을 자제하는 것이 원칙입니다. 이러한 상황에서는 수분·전해질 균형을 조절해 증상을 완화하는 오령산이 제1선택약입니다. 물론, 경구 섭취가 가능하다면 염분을 함유한 수분 섭취를 권장하며, 경구섭취가 어려울 정도로 위중하다면 수액요법 병행도 필요합니다.

설사(만성)

眞武湯 + 人蔘湯
(진무탕 + 인삼탕)

냉증과 체력 저하가 뚜렷한 환자에게, 두 처방을 병용하거나 각각 단독으로 사용할 수 있습니다.

핵심팁

상·하부 소화관 내시경, 영상검사 등에서 뚜렷한 원인이 확인되지 않고, 약을 써도 반응이 없는 만성 설사 환자에게 진무탕 또는 인삼탕(상성이 좋아 병용도 가능)이 효과적입니다. 진무탕과 인삼탕에는 신체를 따뜻하게 하는 작용이 강한 부자, 건강이 각각 함유되어 있습니다.

칼럼 기대를 가지게 하는 약재 '괴이' 2

중국에서는 괴이 단독 요법이 주로 종양 영역에서 사용되는 반면, 괴이·구기자·황정의 배합제인 HQH과립은 스테로이드 등 면역억제제의 적응증에 해당하는 면역항진 상태에도 폭넓게 활용되고 있습니다. 따라서, IgA 신병증에서 RAS계 억제제, 항혈소판제, 양측 구개편도 절제술+스테로이드 펄스요법 후 경구 스테로이드 경감 등 현재의 표준치료를 시행했음에도 현재의 표준치료를 시행했음에도 효과가 제한적인 경우, 괴이 병용이 하나의 선택지가 될 수 있다고 생각합니다.

괴이의 특징은 면역저하 상태이든 면역항진 상태이든 균형 잡힌 '중용' 상태로 조정하는 작용을 가진다는 점이며, 이는 기존 서양의학 치료제에서는 찾아보기 어려운 기전입니다. 면역관문억제제(immune checkpoint inhibitor)는 과도한 면역 활성으로 부작용이 발생할 수 있지만, 괴이의 부작용은 드물고 주로 가벼운 설사 정도에 그칩니다. 상세한 작용 기전은 아직 완전히 규명되지 않았으나, 괴이의 주성분 중 하나인 다당체 복합체 TPG-1이 핵심 역할을 할 것으로 추정되고 있습니다(JBC, 2019).

현재로써는 괴이를 단독보다는 가이드라인에 따른 표준 양약에 병용하는 형태가 적절합니다. 괴이는 양약과 기전이 달라 상호 보완이 가능하며, 기존에 복용 중인 한방약과도 병용할 수 있습니다. 보다 자세한 내용은 니미 마사노리 선생의 '항암 에비던스를 갖춘 생약 괴이(신쿄의학출판사)' 및 일본괴이연구회 웹사이트를 참고하시기 바랍니다.

(와다 켄타로)

복통(급격히 발생)

작 약 감 초 탕
芍藥甘草湯

급성 복통 외에도 급성 요통, 요로결석으로 인한 산통, 딸꾹질, 월경통 등에도 유효합니다.

핵심팁

작약감초탕은 즉효성이 있으며, 부틸스코폴라민과 유사한 진경·진통 효과를 가지고 있습니다. 다만, 장기간 사용 시 효과가 감소할 수 있으며, 감초가 1일 약 6g 함유되어 있어 가성알도스테론증 위험이 있습니다. 따라서 막연히 사용해서는 안되며 필요 시에만 사용하는 것이 원칙입니다.

복통 · 복부팽만감

제1선택약

제2선택약

핵심팁

복부팽만감이 지속되면 복부 CT나 X-ray 검사가 필요합니다. 폐색성 병변이 있으면 외과수술을 검토해야 하며, 연동 저하로 인한 마비성 폐색까지는 아니지만 대변·가스 저류가 있는 경우에는, 수술 후 마비성 장폐색 예방이나 장관 내 가스가 쌓여 있는 상태의 변비대책으로 사용할 수 있는 대건중탕을 사용합니다. 대변 배출을 촉진하기 위해 양약 하제나 대황 함유 한방약을 병용하기도 합니다.

大建中湯(대건중탕)

장관 가스 저류가 뚜렷하고, 냉감(냉증)이 동반되는 경우.

桂枝加芍藥湯(계지가작약탕)

복부팽만감이 심할 때. 변비 경향이 확인되면 계지가작약대황탕으로도 변경 가능합니다.

핵심팁

대건중탕은 해외 저명 학술지에도 그 효과가 보고되어 장폐색 경향에 빈번히 활용됩니다. 하지만 원래는 복부가 차고 장 연동이 복벽(외측)에서 촉진될 정도로 뚜렷한 케이스에 사용합니다. 따라서 막연히 사용하지 말고, 상태에 따라 휴약을 고려해야 합니다.

변비(체력이 좋은 사람)

제1선택약

혈액순환 저하

핵심팁

CKD 환자에서는 음수 및 식사 제한(특히 칼륨 제한으로 인한 음식물 섭취량 감소), 변비 유발 약물(수면제나 인결합제 등)의 처방률이 높은 것 등을 이유로 변비가 흔합니다. 양약에서는 소르비톨 등 당류 하제를 사용하기도 하며, 최근에는 장내 환경 개선과 CKD 진행 억제 효과가 보고된 루비프로스톤(lubiprostone)이 주목받고 있지만, 약가가 높은 편입니다.

大黃甘草湯
대황감초탕

대황을 다량 함유하여 장관 연동을 직접 자극하는 작용이 강합니다. 기본적으로 증상이 있을 때 단기간 사용합니다.

桃核承氣湯
도핵승기탕

혈류 정체가 있고, 좌하복부 압통이 동반된 경우.

핵심팁

체력이 좋은 사람에서는 변이 장관 내 변이 충만·체류하는 경향의 변비가 잘 생깁니다. CKD 환자는 피부와 혀의 건조, 갈증 등을 보이는 '조증(燥證)' 상태에 해당하며, 체액 부족으로 인한 장관 내 점활성 저하로 변비가 쉽게 발생합니다. 이렇게 원인이 복합적이고 조절이 어려운 CKD 환자의 변비 관리 시 한방약이 도움이 될 수 있습니다.

변비(체력이 저하된 사람)

제1선택약

토분상 변
(작고 둥근 대변)

핵심팁

허약 환자에서는 장관 연동 운동 저하로 인한 이완성 변비가 흔합니다. 계지가작약대황탕의 적응증은 변비형 과민대장증후군 환자의 모습을 떠올려 보면 쉽게 파악할 수 있습니다. 윤장탕은 한방의 '루비프로스톤' 같은 처방입니다. 다만, 구성 약재에 지황이 함유되어 있어 위장 장애가 잘 발생하는 환자에서는 주의가 필요합니다.

桂枝加芍藥大黃湯
(계지가작약대황탕)

하제를 사용하면 복통과 심한 설사가 발생하는 변비 환자에게.

潤腸湯 또는 麻子仁丸
(윤장탕 / 마자인환)

둥글고 단단한 토분상 대변이 나오는 경우.

핵심팁

윤장탕과 마자인환 모두 대황을 함유하며 고령자 등 체력이 크게 저하된 환자의 이완성 변비에 더 적합합니다. 특히 둘 중 마자인환이 보다 체력이 저하된 사람에게 적합합니다. 배변을 확실히 유도해야 하는 경우에는 대황과 감초 만으로 구성된 대황감초탕을 사용합니다.

장폐색(마비성 장폐색 등)

제1선택약

사지 냉감

핵심팁

복막투석 중에는 복막염 합병증에 주의가 필요합니다. 투석액 혼탁, 발열, 복통, 오심, 변비, 장폐색 증상이 나타날 수 있으며, 주 원인은 투석액 교환 시 위생 불량, 카테터 출구부 감염입니다. 복막 손상은 투석 지속 기간 단축의 주요 원인이므로 예방이 중요합니다. 복막염 진단 시에는 즉시 배액, 세균배양, 항균제 투여 등의 긴급 대응이 필요합니다.

대 건 중 탕

大建中湯

계지가작약탕을 병용하면 보다 큰 효과를 기대할 수 있습니다.

진 무 탕

眞武湯

특히 허약한 타입. 평소 사지 냉감을 호소했던 경우.

핵심팁

CKD 환자는 장관 연동운동 저하가 흔하며, 장기 와상, 장관 외 감염, 저단백혈증, 미세순환 장애 등으로 쉽게 마비성 장폐색에 이르고는 합니다. 이런 분들에게 대건중탕이나 진무탕을 사용해 볼 가치가 있습니다.

빈혈

전신 권태감

십전대보탕 복용 곤란 시

그래도 해결이 안되면

핵심팁

CKD 환자의 빈혈 치료는 먼저 혈액질환, 소화관 출혈, 만성 염증, 악성 종양 등 다른 원인을 감별하는 것이 중요합니다. 빈혈의 주요 원인이 CKD로 확인되면, 적혈구조혈자극인자(ESA)와 철분 보충이 표준 치료입니다. 최근에는 HIF-PH 억제제가 기능성 철결핍이 동반된 환자에서 효과를 보이며, 치료 선택지가 확장되었습니다.

十全大補湯 (십전대보탕)

전신 권태감, 체력 저하가 함께 나타날 경우.

補中益氣湯 (보중익기탕)

십전대보탕의 구성약재 중 지황이 소화기에 부담을 줄 수 있는 경우.

加味歸脾湯 (가미귀비탕)

혈소판 감소 개선효과가 있는 것으로 알려져 있습니다.

핵심팁

한방약은 철, 엽산, 비타민 B_{12} 등을 전혀 함유하지 않으므로, 어디까지나 표준 양약 치료에 반응이 불충분한 경우 적용합니다. 사물탕은 임상검사가 존재하지 않았던 과거에 활용했던 빈혈 유사 증상에 대한 처방입니다. 그 사물탕 전체를 함유한 삼기제인 십전대보탕이 가장 대표적인 치료약이 되겠습니다.

혈뇨

제1선택약

제2선택약

핵심팁

CKD 환자, 특히 투석환자에서 혈뇨가 나타나면 요로결석, 신·요로계 종양, 신낭포 출혈 등 2차 원인을 반드시 감별해야 합니다. 비뇨의학과 협진을 통해 요세포검사, 초음파, CT, MRI 등 영상검사, 방광경 검사를 검토하고, CKD 유지기 환자에서 신염이 의심되면 신생검을 통한 병리 진단도 고려합니다. 서양의학적 원인 치료를 우선 시행한 뒤, 필요 시 한방약을 병용합니다.

猪苓湯(저령탕)

세균감염이 동반된 경우, 항균제와 병용합니다.

芎歸膠艾湯(궁귀교애탕)

주로 부인과계 출혈에 사용해왔으나, 하부요로 출혈인 혈뇨도 하반신 부위의 출혈로 다루어 이 처방을 사용하기도 합니다.

핵심팁

저령탕은 이수제 중 하나로, 방광염 등에 자주 사용됩니다. 오령산과 달리 아교(지혈 작용), 활석(청열 작용)을 함유하고 있어 출혈 경향에 대응할 수 있습니다. 출혈이 뚜렷하다면 궁귀교애탕을 사용하며, 장기 지속성 혈뇨에는 온청음 또는 궁귀교애탕과 황련해독탕을 병용하기도 합니다.

요로결석 통증

급성기

급성기 이후

핵심팁

요로결석 산통발작으로 몸부림 치며 정신을 잃을 듯 고통스러워 하는 환자에게는 부틸스코폴라민, NSAIDs 등의 진통제와 함께 한방약을 병용할 수 있습니다. 동시에, 양측 '지실(志室)' (요추 극돌기에서 가쪽으로 약 4횡지, 허리가 잘룩한 라인 부위)을 10초간 강하게 압박하는 지압요법을 시행하면 자율신경을 자극하여 신우·요관 평활근을 이완시켜 통증 완화에 도움을 줄 수 있습니다.

작 약 감 초 탕
芍藥甘草湯

요로결석으로 인한 급성 산통 발작 시 사용합니다. 급성기에는 2배 용량으로 단시간 내 여러 차례 투여할 수 있습니다.

작 약 감 초 탕
芍藥甘草湯

저 령 탕
+ 猪苓湯

급성기가 지났다면 저령탕을 병용합니다. 이후 수일 경과 후에는 저령탕 단독으로 전환합니다.

핵심팁

당장 산통 발작은 완화되더라도 언제든 재발 가능성이 높으므로, 비뇨의학과 외래 연계 후 요로 결석 자체에 대한 근본 치료가 필요합니다. 동시에, 지실 지압법은 가정에서도 시행할 수 있도록 환자와 보호자에게 교육할 필요가 있습니다. 이렇게 하면 집에서도 재발 시 즉시 대응이 가능합니다.

칼럼 작약감초탕과 근경련

투석 환자에서는 발작성·불수의적이며 통증을 동반한 근수축(근경련)이 약 20~30%의 고빈도로 발생합니다. 대부분 장딴지 근육에서 나타나며, 원활한 투석 유지 불가의 주요 원인이 되므로 예방과 치료가 매우 중요합니다.

일반적인 근경련은 수분·전해질 대사 이상, 미세순환 장애, 근세포 내 대사산물 제거 지연(요소제거지연)에 따른 근육 부종 등이 원인으로 알려져 있습니다. 투석 환자의 경우, 특히 미세혈류량 감소로 인한 근육 산소 공급 저하(제수 속도 과도), 과도한 제수량, 건체중(dry weight, DW)의 과도한 감소, 전해질 농도 변동, 이온화 칼슘 농도 저하, 카르니틴 및 철 결핍 등이 원인이 됩니다. 혈액여과투석 등 체외순환 자체, 또는 제수 과정에서 유효 순환혈류량이 급격히 감소하는 상황에 대한 생체의 부적절한 반응도 기여 요인입니다.

예방 방법으로는 DW 재설정 및 교정, 투석 간 체중 증가 허용범위=DW의 3~5% 이내로 유지하도록 생활 지도, 투석액 조성 재검토, 저칼슘혈증 여부 확인 등이 있습니다. 일단 증상이 발생하면 제수 속도 저하 또는 일시 중지, 혈류량 감소 조정, 10% 염화나트륨 정맥주사, 칼슘 제제 정맥주사 등을 시행하고는 있으나, 여전히 치료에 어려움을 겪는 경우가 많습니다. 한방약 중에는 작약감초탕이 가장 많이 사용됩니다. 근경련 발생 시 바로 복용하는 것이 기본이지만, 예방 목적으로 투석일에 투석 전 1회 복용하도록 하는 정도로 사용하는 것도 고려해 볼만 합니다.

(와다 켄타로)

전립선비대증

팔미지황환 우차신기환
八味地黃丸 또는 牛車腎氣丸

양약 치료 효과가 불충분할 때, 전립선비대증의 증상완화에 도움이 됩니다.

핵심팁

전립선비대증 치료의 주 목표는 빈뇨 개선입니다. 한방약 단독으로 단기간에 현저한 효과를 기대하기는 어렵지만, 장기 복용 시 야간 배뇨 횟수와 기상 횟수를 줄이고, 이를 통해 낙상·골절 위험을 낮추며, 숙면 개선과 전반적 생활 편의를 도모할 수 있습니다.

방광염 · 요도염

혈뇨+배뇨통

소양감

신경과민 경향

핵심팁

방광염·요도염이 반복되는 경우, 비뇨의학과 전문의에게 의뢰하여 원인 감별을 위해 정밀검사를 시행해야 합니다. 투석 환자는 소변량 감소(무뇨 포함)로 요로감염이 발생 위험이 높고, 항균제의 요중 이행률이 낮아 요로감염이 합병되었을 때 항균제의 효과가 제한될 수도 있다는 문제도 있습니다. 그래서 한방약 활용을 고려해 보아야 합니다.

저령탕
猪苓湯

혈뇨가 있으며 배뇨통도 동반된 경우.

용담사간탕
龍膽瀉肝湯

혈뇨 외에 배뇨통, 외음부 소양감, 대하도 많을 때.

청심연자음
清心蓮子飮

신경질적 성향이 뚜렷한 요로질환 환자에게.

핵심팁

방광염 같은 요로감염 치료의 기본은 항균제입니다. 그러나 CKD 환자는 항균제 사용 시 약제성 장염 등의 부작용 발생 가능성이 높습니다. 비교적 경증 방광염이라면 복대나 핫팩을 사용하며(저온화상에 주의), 수분을 충실히 섭취하며(소변량 유지 목표), 저령탕을 처방합니다. 방광염 증상이 장기화되면 저령탕합사물탕으로 전환하여 일정 기간 유지하기도 합니다.

빈뇨

제1선택약

제1선택약 복용 곤란 시

핵심팁

팔미지황환과 우차신기환은 전립선비대에 동반된 남성 빈뇨 뿐 아니라 여성의 빈뇨에도 유효합니다.

八味地黃丸(팔미지황환) 또는 牛車腎氣丸(우차신기환)

고령자의 하반신 위주 증상 개선을 목적으로 폭넓게 사용합니다.

淸心蓮子飮(청심연자음)

지황을 함유한 제1선택약을 사용할 수 없는 경우, 지황을 포함하지 않은 대안 처방으로 적용합니다.

핵심팁

청심연자음의 구성 약재는 맥문동, 복령, 연자육, 황금, 차전자, 지골피, 감초, 인삼, 황기입니다. 비뇨의학과 영역에 활용할 수 있는 삼기제(인삼과 황기 함유 한방약)라는 이미지로 기억해 보시면 좋겠습니다.

두통

제1선택약

박동성 두통

상열 · 어지럼

이른 아침형 두통

핵심팁

편두통 치료에 사용하는 트립탄계, 에르고타민계 약제는 CKD 비투석기 및 투석기 환자에게 금기인 경우가 많아 사용하기 어렵습니다. 이 경우, 한방약이 현실적인 대안이 될 수 있습니다. 오수유탕이 적합한 환자는 '맛이 매우 쓴 것'으로 알려진 이 처방을 비교적 어렵지 않게 복용하는 경향이 있습니다. 이 점은 다른 처방에도 동일하게 적용되는 이야기입니다.

五苓散 (오령산)

두통 전반에 적용하며, 갈증과 소변량 감소가 동반된 때 사용합니다.

吳茱萸湯 (오수유탕)

반복적, 박동성 두통에 사용합니다.

苓桂朮甘湯 (영계출감탕)

상열, 두근거림, 어지럼이 함께 나타나는 경우 적용합니다.

釣藤散 (조등산)

이른 아침에 주로 발생하며, 혈압 상승이 동반되는 경우(예: 뇌경색 후유증 환자)에 적합합니다.

핵심팁

CKD 환자는 편두통 외에도 다양한 원인의 두통을 호소합니다. NSAIDs는 일반적으로 즉효성을 보이지만, 장기·반복 투여 시 소화관 출혈 위험이 높고, 투석 중에는 혈압 저하를 유발할 수 있습니다. 한방약은 즉효성을 기대하기 어렵지만, 이러한 부작용이 거의 없다는 장점이 있습니다.

어지럼

제1선택약

체질 개선 목적

냉증

핵심팁

만성 어지럼이 지속된다면 두부 영상 검사나 서양의학적 치료를 우선 시행합니다. 그럼에도 불구하고 효과가 충분하지 않으면 한방약 사용을 고려합니다. 우선 영계출감탕부터 적용해봅니다. 투석 후 또는 귀가 후 지속되는 어지럼에는 한방약이 잘 듣습니다. 반하백출천마탕도 어지럼 전반에 널리 사용되어 왔습니다.

苓桂朮甘湯 (영계출감탕)

기립성 저혈압을 포함한 어지럼 전반에.

半夏白朮天麻湯 (반하백출천마탕)

장기간 체질 개선을 목표로 사용하는 '어지럼용 삼기제'로 기억합시다.

眞武湯 (진무탕)

냉증이 기저에 있는 어지럼에.

핵심팁

한방에서는 어지럼을 수분 대사 불균형에 의한 증상으로 봅니다. '삼기제'인 반하백출천마탕은 체력 저하 환자의 어지럼 전반에 유용합니다. 진무탕은 부자를 함유(부자제)하여 남녀노소를 불문하고 냉증을 동반한 어지럼에 적용할 수 있습니다.

상지 저림

제1선택약

뇌혈관장애 후유증

핵심팁

저림은 통증과 달리 환자 표현이 다양하고, 강도를 수치화하기 어려워 서양의학적으로도 치료에 난항을 겪는 경우가 많습니다. 이러한 상황에서 한방약은 좋은 대안이 될 수 있습니다.

계 지 가 출 부 탕

桂枝加朮附湯

상지를 중심으로 한 저림 전반에. 갈증, 소변량 감소가 동반되는 경우 등.

조 등 산

釣藤散

뇌혈관장애 후유증에 동반된 상지 저림에.

핵심팁

계지가출부탕 단독으로 효과가 미흡하다면, 부자가루를 1.5~3g/일로 추가하여 사용합니다. 저림 전반의 치료는 장기 경과를 요하는 경우가 많으므로 즉효성을 기대하기보다는 일정 기간 꾸준히 복용하는 것이 중요합니다. 이 점을 환자에게 미리 설명해 복용 순응도를 높일 필요가 있습니다.

하지 저림

八味地黃丸(팔미지황환) 또는 牛車腎氣丸(우차신기환)

제1선택약입니다. 두 처방 중 어느 것을 사용해도 무방합니다.

핵심팁

하지의 심한 저림 증상에는 노년기 하반신 전반의 쇠약을 개선하는 '보신제' 계열 처방인 팔미지황환 또는 우차신기환을 우선 고려합니다.

우차신기환은 당뇨병성 신병증에 동반된 하지 저림에도 효과가 보고되어 있으며, 고령자의 하지 부종 개선에도 도움이 됩니다. 따라서 하지 저림을 포함한 다양한 증상 개선도 기대해 볼 수 있습니다.

늑간신경통

당 귀 탕
當歸湯

양방 진통제가 없던 시절, 순환기질환을 포함한 다양한 원인의 흉통에 사용되던 처방입니다. 현재 순환기질환에 동반된 흉통은 심혈관 카테터 치료 등으로 긴급 대응하는 경우가 많아, 주로 늑간신경통 완화를 목적으로 사용됩니다.

핵심팁

늑간신경통 치료는 대상포진 후 신경통과 비슷하게 현재 강력한 양방 진통제가 치료의 표준입니다. 그러나 부작용 탓에 이러한 약제를 사용하기 어려운 경우, 한방약 처방도 시도해 봅시다. 통증이 조금이라도 개선된다면 환자의 만족도가 크게 향상될 수 있습니다.

퇴행성 슬관절염

제1선택약

갈증 · 발한

냉증 · 동통

핵심팁

퇴행성 슬관절염에서 슬관절 내 삼출액 저류를 '체내 수분 대사의 불균형(편재)'으로 해석하여 접근합니다. CKD 환자는 고령자와 유사하게 마황을 함유하지 않은 방기황기탕을 제1선택약으로 고려하나, 이 단독 처방만으로 관절통 개선은 제한적일 수 있습니다.

방 기 황 기 탕

防己黃耆湯

물살, 부종 경향이 있을 때.

월 비 가 출 탕

越婢加朮湯

갈증, 발한이 함께 나타난 경우.

계 지 가 출 부 탕

桂枝加朮附湯

냉기에 의해 악화되는 무릎 통증에 사용합니다.

핵심팁

진통효과를 강화하려면 마황 함유 처방인 월비가출탕이 단연 유리하지만, 소화기 증상이나 심계항진 유무에 주의하며 활용합니다. 추운 계절이나 냉기에 의해 악화되는 통증에는 부자가 함유된 계지가출부탕을 사용합니다.

요통 · 좌골신경통

제1선택약

하반신 냉증

좌골신경통

심한 냉증

핵심팁

소경활혈탕은 사물탕(당귀, 작약, 천궁, 지황)을 포함한 17종 약재로 구성된 처방입니다. 구성 약재수가 많은 처방은 체질 개선을 목표로 장기 복용해야 효과가 나타나는 경향이 있으니 차근히 복용하도록 환자에게 설명해주세요. 오적산 역시 마황을 포함한 16종 약재로 구성되어 있어 비슷하게 장기 복용이 필요합니다.

疎經活血湯
소경활혈탕

야간 통증이 심할 때 등.

五積散
오적산

하반신 냉증이 뚜렷한 경우.

芍藥甘草湯 + 麻黃附子細辛湯
작약감초탕 + 마황부자세신탕

좌골신경통이 심할 때.

當歸四逆加吳茱萸生薑湯
당귀사역가오수유생강탕

심한 냉증, 동창 등이 있을 때. 서혜부 압통이 있는 경우가 많습니다.

핵심팁

NSAIDs 같은 진통제는 심한 통증에 즉효성을 내지만, CKD 환자에서는 소화기 증상 같은 부작용이 잘 나타나 사용하기 어려운 경우도 많습니다. 그럴 때, 작약감초탕에 마황부자세신탕을 병용합니다. 심한 냉증을 가진 환자는, 쓴맛이 강한 당귀사역가오수유생강탕도 어렵지 않게 잘 복용하는 경향이 있습니다.

견관절주위염(오십견)

제1선택약

급성기

핵심팁

견관절주위염에는 NSAIDs나 파스, 근이완제가 주로 사용되는데, 장기화로 수면 방해와 삶의 질 저하가 나타나면, 환자 본인으로서는 매우 고통스럽습니다. 증상이 심할 때는 신경차단이나 관절내 히알루론산·마취제·스테로이드 등의 주사를 하기도 합니다.

二朮湯 (이출탕)

오십견의 기본 처방으로, 마황을 함유하지 않아 비교적 안전하게 사용할 수 있습니다.

葛根湯 (갈근탕)

특히 통증이 발현된 초기 급성기에 효과를 기대해 볼 수 있습니다.

핵심팁

오십견의 대표처방은 이출탕입니다. 이 처방은 소반하가복령탕과 이진탕의 구성 약재를 포함한 12종 약재로 구성되며, 오십견이 장기화·만성화된 경우 사용합니다. 반면, 급성기에는 갈근탕을 단기간 사용합니다. 만성 통증이 심하면, 부자가루를 추가해도 좋습니다.

어깨결림

제1선택약

냉증 동반

상열

핵심팁

갈근탕은 감기 초기 증상에 사용되어 온 유명한 처방인데, 마황 함유 처방으로 CKD 환자처럼 허약한 사람에서는 에페드린 작용이 강하게 나타날 수 있어 장기간 사용은 피하는 편이 안전합니다.

葛根湯 (갈근탕)

계지가갈근탕도 유사하게 사용됩니다.

桂枝加朮附湯 (계지가출부탕)

한랭 자극으로 악화되는 사지·체간부의 통증과 저림이 나타날 경우.

桂枝茯苓丸 (계지복령환)

하복부 전체에 저항·압통을 보이는 경우.

핵심팁

CKD 환자는 냉증을 동반한 어깨 결림을 보이는 경우가 많아, 부자가 함유된 계지가출부탕도 잘 듣습니다. 또한 상열, 두통, 하복부 압통 등의 증상(어혈)이 두드러지면 계지복령환도 효과가 좋습니다.

근경련(장딴지경련)

증상 발생 시 복용

효과가 충분하지 않을 때

감초 성분 회피가 필요할 때

예방 목적

핵심팁

근경련이 주로 투석 환자에서 빈발하며, 주로 하지 장딴지에서 발생합니다. 원인으로는 유효 순환혈액량 감소에 따른 근육 산소 공급 저하, 총 제수량 과다, 부적절한 건체중 설정, 전해질 농도 변동, 이온화 칼슘 농도 감소, 카르니틴 결핍, 철결핍 등이 있습니다. 근경련의 부위나 투석 여부와 관계없이 치료 원칙은 유사합니다.

작약감초탕
芍藥甘草湯

근경련 발작 시마다 복용하며, 투석 환자의 경우 발작 예방 목적으로 투석 직전에 투여하는 방법으로도 사용합니다.

소경활혈탕
疎經活血湯

작약감초탕이 효과 없을 때.

우차신기환
牛車腎氣丸

당귀작약산
+ 當歸芍藥散

감초를 무함유처방으로 대응하고 싶을 때 이 조합을 사용합니다.

오령산
五苓散

근경련 재발 예방을 위해 사용합니다.

핵심팁

작약감초탕은 즉효성이 있어 근경련 발생 시 투여를 권장합니다. 예방 목적으로 투석일에 투석 전 복용하는 방법도 있으나, 장기간 연속 투여 시 가성알도스테론증 위험이 있고, 심부전을 일으킬 수도 있으므로 주의해야 합니다. 작약감초탕이 효과가 없을 경우 소경활혈탕이나 오령산 사용을 고려합니다.

타박 · 골절 후 혈종

제1선택약

제2선택약

핵심팁

치타박일방은 에도 시대 한방의사 아사다 소하쿠가 창제한 처방으로, 타박상 치료, 특히 정형외과 영역에서 주로 사용되어 왔습니다. 최근 연구에서, 치타박일방이 타박상에 동반된 혈종과 주위 조직 손상에서 혈류 개선과 산화스트레스 경감 작용이 있다고 보고되고 있습니다.

치 타 박 일 방

治打撲一方

혈류 정체를 개선(구어혈제)하여 혈종을 분해·배설하는 작용이 있습니다.

계 지 복 령 환

桂枝茯苓丸

통 도 산

또는 通導散

모두 구어혈제로서, 치타박일방과 유사한 작용을 기대할 수 있습니다.

핵심팁

치타박일방은 NSAIDs 등의 진통제를 부작용 기왕력 때문에 사용하기 어려운 투석 환자에게도 안전하게 사용할 수 있습니다. 특히 낙상 위험이 높은 고령 투석 환자에서 흔히 발생하는 타박상, 고빈도로 나타나는 멍·피하혈종, 카테터 삽입 시 합병되는 피하혈종 치료에 유용합니다.

관절염(류마티스관절염)

제1선택약

냉증

핵심팁

CKD 원인 질환 중 하나에 류마티스관절염 같은 자가면역성 질환이 포함됩니다. 이러한 환자에서 관절염이 흔하며, 아세트아미노펜·NSAIDs·트라마돌·노이로트로핀 등으로는 통증 조절이 어려울 때, 한방약 병용도 유효합니다. 양약의 과량투여를 막는 효과도 기대할 수 있습니다. 마황과 부자는 진통 작용을 가진 대표 약재입니다.

大防風湯(+附子)
대방풍탕(+부자)

필요 시 부자를 증량하면 진통 작용 강화를 기대해 볼 수 있습니다.

桂枝加朮附湯(+附子)
계지가출부탕(+부자)

냉증으로 악화되는 관절 통증에 적합하며, 부자 증량으로 진통 효과를 증강할 수 있습니다.

핵심팁

대방풍탕·계지가출부탕에는 에페드린을 함유한 마황이 포함되어 있지 않기 때문에 진통 효과 발현 시까지 시간이 필요하지만, 고령자나 CKD 환자에서 안전성이 높은 진통제라는 장점이 있습니다. 부자 함유 한방약은 고령자나 CKD 환자의 제1선택약이며, 이 처방의 진통 효과를 증강시키고 싶을 때, 부자를 증량해 볼 수 있습니다.

자율신경실조증

제1선택약

강한 집착 경향

초조 · 불안

핵심팁

CKD 유지기나 투석 환자 중 일부는 다양한 신체 증상을 호소하곤 합니다. 물론, 심각한 질환의 신호일 수 있어, 필요 시 검사를 시행해야 하지만, 아무리 검사를 해도 증상의 원인이 불명확한 경우도 많습니다. 실제로는 환자가 매우 힘들어하기 때문에, 이에 대해서는 갱년기장애에 준하여 제1선택약으로 가미소요산을 씁니다.

加味逍遙散(가미소요산)

부정수소가 전반적으로 나타났을 경우.

女神散(여신산)

특정 사안에 집착이 강하고 이에 따라 증상이 악화될 때.

抑肝散(억간산) 또는 抑肝散加陳皮半夏(억간산가진피반하)

초조감이 두드러질 때.

핵심팁

가미소요산 장기 투여가 기본이지만, 집착 성향이 심하면 여신산, 초조·불안이 심하면 억간산 또는 억간산가진피반하로 전환합니다. 장기간 한 처방을 지속 복용하게 하는 것이 원칙이지만, 이런 환자의 경우 약제 변경을 요구하며, 의사의 말을 잘 듣지 않는 경우도 있습니다. 그렇기 때문에 적절한 순환(rotational) 처방 전략을 사용하고, 마지막에는 다시 가미소요산으로 복귀하는 방법도 고려할 수 있습니다.

불면증

심신 피로형

흥분 · 초조형

기력 저하형

핵심팁

투석 환자에서는 불면 호소가 흔하며, 원인은 다양합니다. 약물 치료 전 생활습관 개선 시도가 중요합니다. 벤조디아제핀계, 바르비투르산계 수면제는 즉효성이 있으나 부작용과 내성 문제가 있어 장기 사용에 부적합합니다. 멜라토닌 수용체 작용제, 오렉신 수용체 길항제 같은 신약을 사용해도 '숙면감 부족' 등으로 만족도가 낮은 경우가 많습니다.

산 조 인 탕
酸棗仁湯

심신이 모두 피로한데도 쉽게 잠들지 못하는 경우에.

억 간 산
抑肝散

초조감이 심하고, 흥분 상태로 잠들기 어려운 경우.

억 간 산 가 진 피 반 하
또는 抑肝散加陳皮半夏

체력 저하 경향이 있는 경우에게

가 미 귀 비 탕
加味歸脾湯

기력 저하, 우울감, 빈혈이 동반된 경우. 삼기제(인삼+황기)로서 기력 회복도 기대할 수 있습니다.

핵심팁

한방약은 직접적인 최면 작용을 내지 않기 때문에, 부작용이 거의 없습니다. 따라서, 불면의 원인을 명확히 찾아 가면서, 한방약 복용을 시도해 봅시다. 환자에게 늘 "바로 숙면감을 얻을 수 있는 약을 찾을 수 있다면 최선이겠지만, 수 차례 처방을 변경해 보는 노력도 필요합니다. 한방은 스스로 탐색해 가는 여행 같은 성격이 있거든요"라고 설명하던 은사님의 말씀이 떠오릅니다.

노년기 정신장애

화를 잘내며 공격성 우세

상열 · 초조형

우울 경향형

두통+우울상태

핵심팁

투석 도입 연령의 고령화와 함께, 노년기 정신장애는 큰 문제가 되고 있습니다. 특히 고령자의 경우, 뇌혈관장애·우울증·인지기능장애 등의 합병이 많고, 정신과약을 활용한 치료는 신기능장애에 따른 부작용 위험성 때문에 사용이 제한적입니다. 반면, 한방약에는 이러한 정신과약의 기면, 떨림, 어지럼 등 낙상을 유발할 수 있는 부작용이 없으며, BPSD를 완화하는 데 효과적입니다.

抑肝散(억간산) 또는 抑肝散加陳皮半夏(억간산가진피반하)

뇌혈관장애 후유증·인지기능장애에 동반된 행동심리증상(BPSD)에서 쉽게 화를 내거나 공격성을 보일 때 제1선택약입니다.

黃連解毒湯(황련해독탕)

뇌혈관장애 후유증, 상열, 초조, 흥분이 뚜렷한 경우.

加味歸脾湯(가미귀비탕)

우울감이 주 증상이라면.

釣藤散(조등산)

뇌혈관장애 후유증과 함께 두통·우울 상태가 있는 경우.

핵심팁

인지기능장애를 동반하면서 화·공격성이 심해 투석라인을 스스로 제거하는 등 치료 안전에 위협이 되는 경우, 억간산 또는 억간산가진피반하가 쓸만 합니다. 일반적인 3회/일 투여 대신, 초기에는 투석 전 또는 취침 전 1회/일부터 시작하며 환자의 반응을 확인하는 것이 좋겠습니다.

알레르기 비염 · 결막염

제1선택약

허약

핵심팁

소청룡탕은 쉽게 사지가 차가워지고, 잘 붓는 수양성 콧물이 주요 증상인 꽃가루알레르기의 제1선택약입니다. 눈 가려움 개선 효과도 기대해 볼 수 있습니다. 코막힘이 심한 꽃가루 알레르기에는 갈근탕가천궁신이를 추천합니다. 혈압이 높고, 위장이 허약하며, 전반적으로 가녀린 체형의 환자에서는 마황 무함유 처방인 영감강미신하인탕이 더 적합합니다.

소청룡탕 小青龍湯

마황 함유 처방이므로 CKD 환자에서는 몸 상태를 고려해가며 처방합니다.

영감강미신하인탕 苓甘薑味辛夏仁湯

소청룡탕의 허약자용 버전으로, 마황을 함유하지 않아 안심하고 처방해도 됩니다.

핵심팁

영감강미신하인탕의 구성 약재는 처방명 그대로입니다. 복령, 감초, 건강, 오미자, 세신, 반하, 행인으로 구성됩니다. 소청룡탕은 마황 함유 처방이기 때문에 혈압이 오르거나, 소화기에 부담이 일어날 수 있어 CKD 환자, 특히 고령자의 알레르기 비염 치료 시에는 영감강미신하인탕이 더 낫습니다.

폐렴 예방 목적

폐렴 개선 목적

핵심팁

뇌경색후유증으로 인한 연하장애를 겪는 환자는 분말제를 물에 넣은 뒤, 전자레인지로 가볍게 데운 후 복용하면 좋습니다. 연하장애가 현저하다면, 상온에서 응고되는 젤리를 이용해 '한방젤리'로 만들어 복용하거나, 따뜻한 물에 녹인 한방약을 얼려 '한방얼음' 형태로 제공하는 방법도 있습니다.

반하후박탕 半夏厚朴湯

뇌혈관장애 합병 시 폐렴 예방을 목적으로 사용합니다.

청폐탕 清肺湯

이미 흡인성 폐렴이 발생한 경우, 병태 개선에 도움이 됩니다.

핵심팁

분말제를 복용하기 어려운 경우, 정제나 캡슐제도 있으므로 제형 변경도 고려해 봅시다. 반하후박탕은 연하반사·기침반사를 개선하며 이것이 폐렴 예방으로 이어진다는 보고가 있습니다. 청폐탕은 이미 발생한 폐렴 발열 일수 감소, 염증반응(CRP) 저하, 항균제 총 사용량 경감 효과가 있다는 보고도 있습니다.

제1선택약

체력이 좋은 경우

핵심팁

최근 IgA 신증 치료에서 B-spot 치료(Epipharyngeal Abrasive Therapy, EAT)가 주목받고 있습니다. 0.5~1.0% 염화아연액을 상인두 점막에 도포할 때 출혈이 발생한다면 만성 상인두염 가능성이 있으며, 이 처치를 반복하다가, 일반적으로 시행하게 되는 편도적출+스테로이드 펄스요법 이후 관해에 도달하지 못한 증례에서도, 소변검사 소견 개선 등을 기대해 볼 수 있습니다.

신 이 청 폐 탕
辛夷清肺湯

마황 무함유 처방으로, 체력이 저하된 환자가 많은 신장질환 환자에게도 안전하게 사용할 수 있습니다.

갈 근 탕 가 천 궁 신 이
葛根湯加川芎辛夷

마황을 함유하고 있기 때문에, 체력이 좋은 사람에게 적합한 처방입니다.

핵심팁

부비동염의 대표 처방인 갈근탕가천궁신이는 마황을 함유하여 허약자 비율이 높은 CKD 비투석기나 투석기 환자에게는 신이청폐탕을 우선 사용합니다. 그 과정에서 가정혈압을 모니터링하며, 복약 후 혈압 상승이 지속될 경우 휴약하도록 지도합니다. 혈압이 높은 사람에게 마황 함유 처방을 사용할 경우, 주의가 필요합니다.

두드러기

제1선택약

변비

설사

핵심팁

급성두드러기는 가려움이 심하고 홍반, 팽진 등이 대부분 수시간 이내에 소멸됩니다. 반면, 만성두드러기는 환상·고상 병변이 나타날 수 있고, 소형 및 환상 피진을 보이는 경우 치료가 어려운 경향이 있습니다. 피진이 24시간 이상 지속되거나 색소침착이 남는 경우에는 진단 및 기초 질환 유무 확인을 위해 피부과 전문의에게 진료의뢰를 하는 것도 필요합니다.

십미패독탕
十味敗毒湯

경과가 길고, 재발성·완고한 두드러기에 적합합니다.

인진호탕
茵蔯蒿湯

변비 경향이 있는 경우, 대황 함유 처방으로 변비 치료도 겸할 수 있습니다.

인진오령산
茵蔯五苓散

설사 경향이 있는 경우. 대황 함유 처방인 인진호탕을 복용했을 때 설사하는 경우 유효합니다.

핵심팁

인진호탕은 산치자, 대황, 인진호로 구성됩니다. 인진오령산은 인진호에 오령산을 추가한 것입니다. 피부질환을 치료할 때, 변비가 있으면 치료 반응이 매우 떨어집니다. 그래서 마자인환 같은 한방약을 병용하며 변비 치료도 같이 해야 합니다. 인진호탕을 쓸 때는 이미 대황이 함유되어 있으므로 추가로 변비에 관한 조치를 할 필요는 없습니다.

피부가려움(습진 있음)

만성

건조 경향의 습진

삼출액이 많은 습진

핵심팁

CKD 환자에서는 아토피 피부염과 유사한 가려움+습진(삼출액 있음)이 발생할 수 있습니다. 기본 치료는 일단 양약입니다. 다만, 양약을 사용해도 해결되지 않는 난치성 피부가려움이 한방치료의 대상이 됩니다. 양약(외용&내복약)을 계속 사용하면서 한방약을 병용해 봅니다.

십미패독탕 十味敗毒湯

시호 함유 처방으로, 경과가 길고 만성적인 습진에.

당귀음자 當歸飮子

약간 거칠고 건조한 습진, 주로 고령자에게 적용합니다.

소풍산 消風散

여름에 악화되는 경향이며, 끈적한 삼출액과 열감이 동반한 경우.

핵심팁

CKD 환자는 음수 제한을 하다 보니 변비가 흔하며, 변비는 피부질환의 악화 인자가 될 수 있습니다. 십미패독탕에 함유된 시호는 천연 스테로이드라고도 불리며, 만성 염증을 개선합니다. 당귀음자는 사물탕(당귀, 작약, 천궁, 지황)을 함유하며, 건조하고 거칠한 병변을 촉촉하게 합니다. 소풍산은 석고를 함유하여, 열이 갇혀 있는 듯한 느낌의 피진에 사용합니다.

피부가려움(습진 없음)

온청음　　　　당귀음자
溫淸飮 또는 當歸飮子

온청음은 황련해독탕에 사물탕(피부에 촉촉함을 주는)을 합방한 것입니다. 사물탕의 구성 약재에는 진정, 진경작용이 있으며, 그 외의 약재에는 지양(止痒)작용이 있습니다.

핵심팁

CKD 환자의 피부 건조와 가려움은 신부전에 따른 가려움 유발물질 축적, 칼슘·인의 이소성 석회화, 부갑상선 호르몬 증가, 피부 건조 등이 원인입니다. 온청음, 당귀음자에 함유된 당귀, 작약, 천궁, 지황에는 진정, 진경작용이 있고, 그 외 4가지 약재(황련, 황금, 황백, 산치자)와 좋은 상성 작용을 일으켜 지양효과를 냅니다.

급성기 대상포진

越婢加朮湯(월비가출탕) + 五苓散(오령산)

월비가출탕은 열감을 동반한 피진을, 오령산은 염증과 함께 나타나는 국소 부종을 개선합니다.

핵심팁

프레가발린, NSAIDs 등 서양의학의 소염·진통제는 강력한 진통 효과가 있으나, CKD 환자나 고령자에서는 신기능·간기능 저하 및 부작용 위험 있어 용량 조절이 필요합니다. 한방약은 이러한 부작용 우려가 상대적으로 적고, 양약과 병용 시에도 안전성이 높아 양약의 사용 용량을 감량하는 것도 기대해 볼 수 있습니다.

대상포진 후 신경통

제1선택약

위장이 약함

핵심팁

대상포진 치료는 양약이 기본이며, 발진이 출현한 후 시간 승부가 중요합니다. 현재는 팜시클로비르, 아메나메비르 등 CKD 환자에게 사용하기 좋은 항바이러스제가 유용합니다. 대상포진 후 신경통으로 이행하게 되면 트라마돌, 듈록세틴, 프레가발린 등 외, 난치성일 경우 경막외차단·척수전기자극요법 등을 활용하기도 합니다.

麻黃附子細辛湯
마황부자세신탕

널리 사용할 수 있는 한방 진통제입니다.

五苓散
오령산

마황부자세신탕 복용 후 소화기 부작용이 나타날 경우, 염증이 심할 때 발진에 동반한 부종을 억제할 목적으로 사용합니다.

핵심팁

마황부자세신탕에는 이름 그대로 마황이 함유되어 있어, 허약자에서는 소화기 부작용이 쉽게 나타날 수 있으므로, 그럴 때 오령산을 사용합니다. 오령산의 진통작용은 강력하지 않지만, 저령, 택사, 복령 등 이수작용을 가진 약재를 함유하고 있어 대상포진의 피진에 동반된 부종을 제거할 뿐 아니라 진통 효과를 일부 내는 것으로 보여집니다.

칼럼 오령산과 근경련

하지만 실제 임상현장에서는 작약감초탕을 투여해도 효과가 없는 사례가 적지 않습니다. 투석 환자의 다양한 합병증에 오령산을 폭넓게 사용하는데, 제수곤란증(체액 제거 곤란)이나 근경련에 대한 오령산의 임상효과를 다수례에 기반하여 분석한 보고는 지금까지 없었습니다. 이에 필자는 유지 혈액투석 환자의 체내 상태를 '수분 불균형(수체)'으로 보고, 오령산을 적용한 임상연구를 시행하였습니다. 개요는 다음과 같습니다.

- 본원 외래에서 만성 혈액투석을 받는 환자 120명 중, 주1회 이상 투석 중 하지 근경련이 발생하고 기존의 서양의학적 치료에도 불구하고, 제수곤란증이 지속되는 20명을 대상으로 오령산 5g을 하루 2회 투여하고 투여 전·후의 효과를 비교했다.
- 테라사와 수체 스코어는 투여 전 40.9±8.7점에서 투여 후 33.2±7.8점으로 감소. 투석 중 10% 염화나트륨액(20mL/병) 주당 투여량은 투여 전 2.9±0.6병/주에서 투여 후 1.9±0.6병/주로 감소. 혈중 BNP 농도도 투여 전 165.4±48.3pg/mL에서 투여 후 평균 148.4±39.0pg/mL로 감소, 수축기 혈압은 투여 전 90.8±15.0 mmHg로 약간 낮은 추이를 보이던 것이 투여 후에는 평균 100.1±13.5 mmHg으로 상승되어 개선되었다 (p〈0.01).
- 이상의 결과를 통해 오령산이 유지 혈액투석 환자의 제수곤란증과 근경련을 예방할 가능성을 확인하였다. 그 효과는 제2형 당뇨병 합병 유무와 관계없이 관찰되었다. 따라서 오령산은 투석 중 근경련 예방 전략 중 하나로 고려할 수 있다. (Kampo Med. 2012;63:3, 168-175)

(와다 켄타로)

마치며

이번 플로차트 한약 시리즈는 제가 전문으로 진료하는 CKD 비투석기와 투석기 환자를 대상으로 구성하였습니다. CKD 환자는 여러 합병증과 다양한 증상을 호소하며, 이 중에는 기존 서양의학만으로 대응하기 어려운 사례도 종종 있습니다. 이러한 상황에서 한방약을 적절히 사용하면, 진료의 폭이 넓어짐을 느낄 수 있습니다. CKD 진료에서 양의사에게 한방의 유용성을 이해시키기 위해서는, 우선 'CKD의 보완의료'라는 위치를 명확히 하는 것이 가장 효과적이라고 생각합니다. 무엇보다 한방약은 보험진료로 처방할 수 있다는 점에서, 다른 대체의료와 차별되는 매력이 있습니다. 이 책을 집필 시, 한방 특유의 난해한 표현을 최대한 배제하여, 한방 초심자도 거부감 없이 읽고 이해할 수 있도록 구성했습니다. 또한 지면이 허락하는 한도 내에서 다양한 증상·병태에 대응할 수 있도록 항목을 폭넓게 다루었으므로, CKD 진료 현장에서 임상 노트처럼 가운 주머니에 넣고 활용해 주신다면 더할 나위 없이 기쁘겠습니다.

니미 마사노리 선생은 "우선 300례 정도는 한방약을 직접 처방해 보라"고 조언합니다. 실제로, 가까운 환자나 잘 아는 사람부터 한방약을 처방해 보고 그 효과를 실감해 나가는 과정이 중요합니다. 물론, 그 중에는 잘 낫지 않는 증례도 있을 것입니다. 하지만 그것은 서양의학에서도 마찬가지입니다. 이 책에서는 치료가 순조롭지 않을 경우 다음 단계로 시도할 수 있는 '다음 한 수'를 함께 제시하였습니다. 증례가 쌓이면, 효과가 좋은 경우와 그렇지 않은 경우의 차이를 스스로 분석할 수 있을 것입니다. 잘 풀리지 않을 때는, 한방을 잘 아는 동료 의사나 약사와 적극적으로 상담하는 것도 좋은 방법입니다. 그 과정에서 자신의 임상적 발상으로 새로운 처방 조합이 탄생하게 될지도 모릅니다.

저는 니미 선생의 저서를 창간 초기부터 모두 애독해 온 열혈 팬으로, 지방에 있으면서도 많은 것을 배웠습니다. 이번에 니미 선생과 공저를 집필할 수 있었던 것은 큰 영광이었습니다. 집필 과정에서 신코의학출판사의 하야시 사장님, Kampo.jp에서 인연을 맺은 약사 나카야마 쿄코 선생께서도 끝까지 귀중한 조언을 주셨습니다. 그 덕분에 평소 집필하고자 했던 내용을 책으로 완성할 수 있었습니다. 이 자리를 빌어 깊은 감사의 뜻을 전합니다.

와다 켄타로

역자 후기

현대 대한민국 의료 현실 속에서 한약은 제약과 오해의 벽 앞에 서 있습니다. 의료이원화 체계 속에서 한약치료는 마땅히 누려야 할 자리를 지키지 못하고 점점 설 자리를 잃어가고 있습니다. 의사들의 적대적 시선과 그들이 제공하는 왜곡된 정보는 환자들의 마음에 불필요한 두려움을 심어 왔습니다. 한의사로서 임상 현장에 서 있으면서, 한약이 충분히 큰 도움을 드릴 수 있음에도 불구하고 적재적소에 사용되지 못하는 현실은 안타까움을 넘어 참담함으로 다가옵니다.

이 과정에서 가장 큰 피해는 결국 환자들이 입고 있습니다. 특히 만성 신장병 같이 삶 자체와 직결되는 질환을 가진 이들은, 한약치료의 혜택을 누릴 기회를 상실하고 있습니다. 혹시 신장에 해가 되지는 않을까 하는 근거 없는 두려움은 치료로 향할 수 있는 문을 닫아버립니다. 그러나 실제로는 수많은 환자가 한약을 통해 증상을 완화하고 일상의 숨결을 회복할 수 있습니다. 그럼에도 불구하고 잘못된 편견 때문에 그 기회가 막히는 이 현실이 너무도 안타깝습니다.

그런 의미에서 신장내과 전문의인 와다 켄타로 선생의 임상 경험은 매우 특별하게 다가옵니다. 신장내과학을 전공한 의사가 환자의 고통 앞에서 한약을 외면하지 않고, 실제로 치료에 활용하며 그 경험을 기록으로 남겼다는 사실은 큰 울림을 줍니다. 이는 단순히 치료법의 확장을 보여주는 것이 아니라, 환자 중심 의학이 무엇인지 다시 일깨워줍니다. 의학의 경계를 넘어선 그의 진료 경험은, 한약이 신장 질환 환자들에게도 충분히 안전하고 의미 있는 옵션임을 증명해 주고 있습니다.

이 책은 그런 경험과 통찰을 고스란히 담고 있습니다. 차례를 들여다보면 만성 신장병 환자들이 실제로 겪는 다양한 상황과 증상들이 세심히 다뤄지고 있습니다. 식욕부진, 빈혈, 투석 환자의 노쇠와 근감소증, 심부전과 부종, 당뇨병성 신병증 등, 환자의 삶을 흔드는 문제들이 한방약을 활용한 접근을 통해 해결됩니다. 이 책은 단순한 지침서가 아니라, 환자의 고통을 이해하고 이를 다각적으로 바라보려는 진실한 시도의 기록입니다.

저는 이 번역서가 단순한 임상 지침을 넘어, 한국 사회에 자리 잡은 신장 질환에 있어서의 한약에 관한 거부감과 편견을 조금이나마 걷어내는 계기가 되기를 바랍니다. 환자들이 두려움 대신 신뢰로 한약을 받아들일 수 있다면, 치료의 길은 훨씬 더 넓어질 것입니다. 나아가 한의학과 서양의학이 협력하며 환자를 중심에 두는 진정한 통합의료가 이루어지기를 간절히 바랍니다. 그 과정 속에서 이 책이 작은 불씨가 되어주길 기대합니다.

이 책을 번역하며 많은 분들에게 감사의 마음을 전하고 싶습니다. 가장 먼저 자신들의 임상적 경험과 학문적 깊이를 아낌없이 나눠주신 플로차트 한방약의 창제자이자 모던 캄포의 선구자인 니미 마사노리 선생, 신장내과의로서의 한방약 활용 경험을 아낌없이 이 책 속에서 쏟아부어 준 와다 켄타로 선생 두 분께 깊은 존경과 감사를 드립니다. 또한 뜻깊은 작업이 결실을 맺도록 도와주신 청홍출판사 관계자 여러분께도 고마움을 전합니다. 마지막으로 끝이 보이지 않는 한방내과학의 길 탐구라는 긴 여정 속에서 늘 묵묵히 저를 응원해 준 제 가족에게 특별한 감사를 전합니다. 그들의 사랑과 지지가 있었기에 이 번역은 끝까지 이어질 수 있었습니다.

이제 이 책을 독자 여러분 앞에 내놓으며 소망을 담아 이렇게 말하고 싶습니다.

"신장 질환 환자에게 더이상 한약은 두려움이 아니라 새로운 가능성입니다.

편견을 넘어, 환자들이 안심하고 한약을 선택할 수 있는 길을 열어가고자 합니다. 다시 꽃피울 한약치료가 환자의 삶에 희망과 회복을 선물하길 기대합니다."

2025년 9월 9일

회기동 연구실에서

역자 권승원

참고문헌

니미 마사노리

1) 松田邦夫､稲木一元：臨床医のための漢方【基礎編】. カレントテラピー､1987
2) 大塚敬節：大塚敬節著作集　第1巻～第8巻　別册. 春陽堂､1980－1982
3) 大塚敬節､矢数道明､清水藤太郎：漢方診療医典. 南山堂､1969
4) 大塚敬節：症候による漢方治療の実際. 南山堂､1963
5) 稲木一元､松田邦夫：ファーストチョイスの漢方薬. 南山堂､2006
6) 大塚敬節：漢方の特質. 創元社､1971
7) 大塚敬節：漢方と民間薬百科. 主婦の友社､1966
8) 大塚敬節：東洋医学とともに. 創元社､1960
9) 大塚敬節：漢方ひとすじ―五十年の治療体験から―. 日本経済新聞社､1976
10) 松田邦夫：症例による漢方治療の実際. 創元社､1992
11) 日本医師会 編：漢方治療のABC. 日本医師会雑誌臨増108(5)､1992
12) 大塚敬節：歌集杏林集. 香蘭詩社､1940
13) 三澤忠道：はじめての漢方診療十五話. 医学書院､2005
14) 花輪壽彦：漢方診療のレッスン. 金原出版､1995
15) 松田邦夫：巻頭言：私の漢方治療. 漢方と最新治療13(1)：2－4､世継時報社､2004
16) 松田邦夫､稲木一元：漢方治療のファーストステップ改訂第2版. 南山堂､2011
17) 清水藤太郎：薬局の漢方. 南山堂､1963
18) 新見正則：本当に明日から使える漢方薬. 新興医学出版社､2010
19) 新見正則：西洋医がすすめる漢方. 新潮社､2010
20) 新見正則：プライマリケアのための血管疾患のはなし漢方診療も含めて. メディカルレビュー社､2010
21) 新見正則：フローチャート漢方薬治療. 新興医学出版社､2011

22) 新見正則：じゃあ、死にますか？ーリラックス外来トーク術ー. 新興医学出版社、2011
23) 新見正則：簡単モダン・カンポウ. 新興医学出版社、2011
24) 新見正則：じゃあ、そろそろ運動しませんか？ 新興医学出版社、2011
25) 新見正則：iPhoneアプリ「フローチャート漢方薬治療」
26) 新見正則：じゃあ、そろそろ減量しませんか？ 新興医学出版社、2012
27) 新見正則：鉄則モダン・カンポウ. 新興医学出版社、2012
28) 松田邦夫・新見正則：西洋医を志す君たちに贈る漢方講義. 新興医学出版社、2012
29) 新見正則：症例モダン・カンポウ. 新興医学出版社、2012
新見正則：飛躍モダン・カンポウ. 新興医学出版社、2013
30) 新見正則：患者必読医者の僕がやっとわかったこと. 朝日新聞出版、2014
31) 新見正則：フローチャート漢方薬治療2. 新興医学出版社、2014
32) 新見正則：3秒でわかる漢方ルール. 新興医学出版社、2014
33) 新見正則、樱尾明彦：スーパー★ジェネラリストに必要なモダン・カンポウ. 新興医学出版社、2014
34) 新見正則：実践ちょい足し漢方. 日本医事新報社4683(1)、2014
35) 新見正則：患者さんのためのフローチャート漢方薬. 新興医学出版社、2015
36) 新見正則：実践3秒ルール128漢方処方分析. 新興医学出版社、2016
37) 新見正則、樱尾明彦：モダン・カンポウ上達チェックリスト. 新興医学出版社、2016
38) 新見正則：サクサク読める漢方ビギナー処方ドリル. 新興医学出版社、2016
39) 新見正則：ボケずに元気に80歳！―名医が明かすその秘訣. 新潮文庫、2017
40) 新見正則：論文からひもとく外科漢方. 日本医事新報社、2017
41) 新見正則：メディカルヨガー誰でもできる基本のポーズ. 新興医学出版社、2017
42) 新見正則：フローチャートこども漢方薬ーびっくり・おいしい飲ませ方ー. 新興医学出版社、2017

43) 新見正則：フローチャートがん漢方薬ーサポート医療・副作用軽減・緩和にー. 新興医学出版社,2017
44) 新見正則：イグノーベル的バランス思考ー極・健康力ー. 新興医学出版社,2017
45) 新見正則：フローチャート高齢者漢方薬ーフレイルこそ漢方のターゲットー. 新興医学出版社,2017
46) 新見正則,千福貞博,坂﨑弘美：漢方・外来ナンパ術. 新興医学出版社,2017
47) 新見正則,チータム倫代：フローチャート皮膚科漢方薬ーいつもの治療にプラスするだけー. 新興医学出版社,2018
48) 新見正則,古郡規雄：フローチャートメンタル漢方薬ー臨床精神薬理学の第一人者が教えます！ー. 新興医学出版社,2019
49) 新見正則,千福貞博,坂﨑弘美：漢方・外来ー先生,諦めまっか？？ー. 新興医学出版社,2019
50) 新見正則,鈴木美香：フローチャート女性漢方薬ーとくに女性には効果バツグン！ー. 新興医学出版社,2019
51) 新見正則,棚田大輔：フローチャートいたみ漢方薬ーペインと緩和にさらなる一手ー. 新興医学出版社,2019
52) 新見正則,千福貞博,坂﨑弘美：スターのプレゼン 極意を伝授！. 新興医学出版社,2020
53) 新見正則,中永士師明：フローチャート救急漢方薬ーリアル救急でも使える！ー. 新興医学出版社,2020
54) 新見正則,中山今日子：フローチャート薬局漢方薬ー薬剤師・登録販売者専用ー. 新興医学出版社,2020
55) 新見正則：コロナで死ぬな！開業医. 新興医学出版社,2020
56) 新見正則：抗がんエビデンスを得た生薬フアイア. 新興医学出版社,2021

와다 켄타로 ……………………………………………………………………………

1) 和田健太朗：透析医のための漢方薬テキスト―西洋医学で対応しきれない透析合併症に漢方で挑む！―. アトラス、2018
2) 和田健太朗：透析で使う漢方薬―患者のQOL向上のために―. 中山書店、2008
3) 和田健太朗：高齢者漢方医学―健康長寿を目指す漢方医学・中医学・薬膳―(元気と美しさをつなぐヘルシー・エイジング・シリーズ No.5). 医学と看護社、2013
4) 和田健太朗：東洋医学で毎日スッキリ！疲れない体をつくる本―70の新習慣―(知的生きかた文庫). 三笠書房、2016
5) 山家敏彦、和田健太朗：実践透析ガイド―トラブル・アクシデント対応. 中山書店、2008

플로차트 FlowChart

만성 신장병 한약

2025년 9월 16일 1판1쇄 발행

지은이 니미 마사노리 | 와다 겐타로
옮긴이 권승원

발행인 최봉규
발행처 청홍(지상사)
출판등록 1999년 1월 27일 제2017-000074호

주소 서울 용산구 효창원로64길 6(효창동) 일진빌딩 2층
우편번호 04317
전화번호 02)3453-6111 팩시밀리 02)3452-1440
홈페이지 www.cheonghong.com
이메일 c0583@naver.com

ISBN 979-11-91136-37-1 03510

*잘못 만들어진 책은 구입처에서 교환해 드리며, 책값은 뒤표지에 있습니다.